間違い探しは脳を瞬間的・総合的に強化できる極めて高度な脳トレ

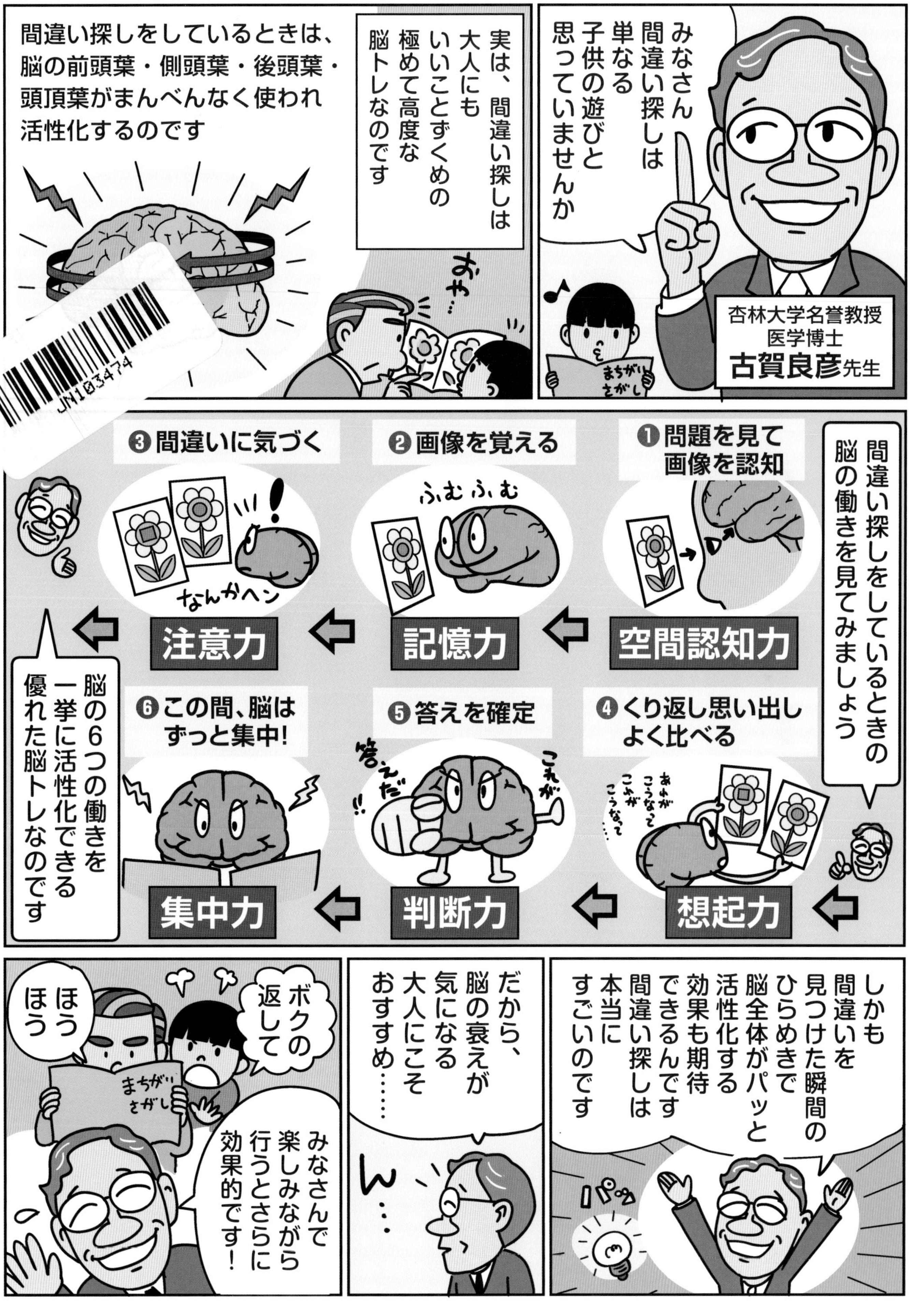

みなさん間違い探しは単なる子供の遊びと思っていませんか
杏林大学名誉教授
医学博士
古賀良彦先生
まちがいさがし
実は、間違い探しは大人にもいいことずくめの極めて高度な脳トレなのです
おや…
間違い探しをしているときは、脳の前頭葉・側頭葉・後頭葉・頭頂葉がまんべんなく使われ活性化するのです
間違い探しをしているときの脳の働きを見てみましょう
❶問題を見て画像を認知
空間認知力
❷画像を覚える
ふむふむ
記憶力
❸間違いに気づく
なんかヘン
注意力
❹くり返し思い出しよく比べる
想起力
❺答えを確定
答えだ!!
これが
判断力
❻この間、脳はずっと集中!
集中力
脳の6つの働きを一挙に活性化できる優れた脳トレなのです
しかも間違いを見つけた瞬間のひらめきで脳全体がパッと活性化する効果も期待できるんです
間違い探しは本当にすごいのです
パッ
だから、脳の衰えが気になる大人にこそおすすめ……
ん…
ボクの返して
ほうほう
まちがいさがし
みなさんで楽しみながら行うとさらに効果的です!

「間違い探し」は単なる子供の遊びではなく、衰えやすい6大脳力が一挙に強まるすごい脳トレ

本当はすごい間違い探し

誰もが一度は楽しんだ経験がある「間違い探し」。**大人も子供もつい夢中**になってしまう不思議な魅力があることは、みなさんもよくご存じでしょう。

実は、この間違い探し、**単なる「子供の遊び」ではない**ことが、脳科学的に明らかにされつつあります。何を隠そう、**脳のさまざまな部位や働きを瞬間的・総合的に強化できる、極めて高度な脳トレ**であることがわかってきたのです。

普段の生活で**テレビばかり見て**いたり、**ずっとぼんやり**していたりすると、脳はどんどん衰えてしまいます。記憶力が衰えて**物忘れ**が増えたり、集中力が低下して**飽きっぽく**なったり、注意力や判断力が弱まって**うっかりミス**が生じたり、感情をコントロールできなくなって**怒りっぽく**なったり、**やる気が減退**したりしてしまうのです。

そうした脳の衰えを防ぐ毎日の習慣としてぜひ取り入れてほしいのが、間違い探しです。脳は大きく４つの領域（前頭葉・頭頂葉・側頭葉・後頭葉）に分けられますが、間違い探しを行うと、その**すべての領域が一斉に活性化する**と考えられるからです。

間違い探しで出題される絵や写真の視覚情報はまず脳の**後頭葉**で認識され、**頭頂葉**で位置関係や形などが分析されます。次に、その情報は**側頭葉**に記憶されます。その記憶を頼りに、脳のほかの部位と連携しながら、意識を集中させて間違いを見つけ出すのが、思考・判断をつかさどる脳の司令塔**「前頭葉」**の働きです。

あまり意識することはないと思いますが、間違い探しは、**脳の４大領域を効率よく働かせることができる稀有な脳トレ**でもあるのです。

間違い探しをするときの脳の各部位の働き

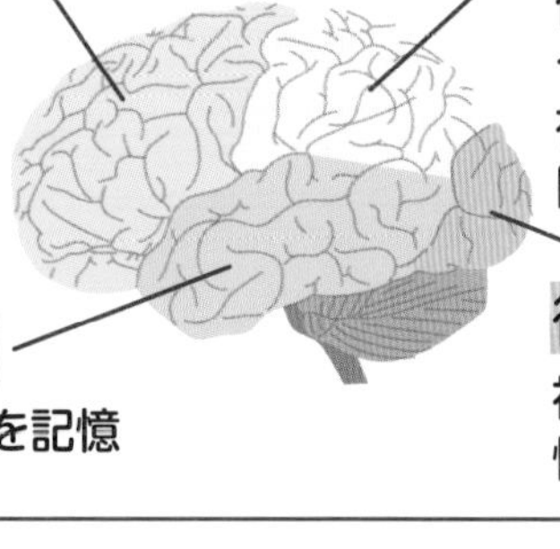
前頭葉
意識を集中させ間違いを見つけ出す
頭頂葉
位置関係や形など視覚的空間処理
側頭葉
視覚情報を記憶
後頭葉
視覚からの情報処理

記憶力など6つの脳力を瞬間強化する高度な脳トレ

間違い探しが脳に及ぼす効果について、さらにくわしく見ていきましょう。

まず、間違い探しはさまざまなジャンルがある脳トレの中で、**「記憶系」**に分類されます。間違い探しの問題を解くには記憶力が必要になると同時に、間違い探しを解くことによって記憶力が強化されるのです。

実際に、２つ並んだ絵や写真から間違い（相違点）を見つけるには、以下のような脳の作業が必要になってきます。

第一に、２つの絵や写真の細部や全体を視覚情報としてとらえ、一時的に覚える必要が出てきます。ここには**「空間認知」と「記憶」**の働きがかかわってきます。

第二に、直前の記憶を思い起こして、記憶にある視覚情報と今見ている絵や写真との間に相違点がないかに意識を向けていくことになります。こ

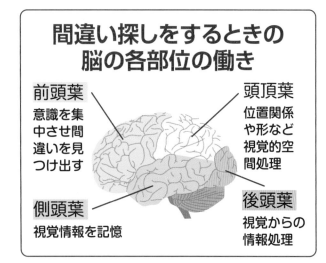

こで**「想起」と「注意」**の働きが必要になってきます。

第三に、相違点が本当に相違点であることに気づくためには、確認作業と**「判断」**力が必要になります。

そして、こうした一連の脳の働きを幾度となくくり返すためには、相応の**「集中」**力を要します。

つまり、間違い探しを解く過程では、主に**①記憶力（覚える力）**だけでなく、**②集中力（関心を持続する力）、③注意力（気づく力）、④判断力（正しく認識・評価する力）、⑤想起力（思い出す力）、⑥空間認知力（物の位置や形状、大きさを認知する力）**という**「６大脳力」**が総動員されるのです。

脳は筋肉と似ています。何歳になっても、使えば使うほど強化されます。つまり、間違い探しは、年とともに衰えやすい「６大脳力」を一挙に強化できる、極めて高度な脳トレだったのです。私が冒頭で「単なる子供の遊びではない」といった理由は、ここにあるわけです。

間違いを見つけた瞬間
脳全体がパッと活性化

それだけではありません。間違い探しが優れているのは、「あ、ここが違う！」と気づいた瞬間0.1秒ほどの間に、一種の喜びに似た感覚を伴う**「ひらめき」**が生まれることです。このひらめきがまた、脳にとって最良の刺激になるのです。

新しいアイデアを思いついた瞬間、悩み事が解決した瞬間、何かをついに成し遂げた瞬間など、私たちがひらめきをひとたび感じると気分が高揚し、その瞬間に脳は一斉に活性化するのです。みなさんもこうした経験をしたことがあるでしょう。暗い気持ちがパッと晴れるような、暗闇の中、電球の明かりがパッと光るような、そんな感覚です。

間違い探しは、こうした**ひらめきに似た感覚を日常で手軽に体験できる優れた脳トレ**でもあるのです。

本書の間違い探しには、１問につき７つの間違いが隠れています。つまり、ひらめきに似た感覚を体験できるチャンスが、１問につき７回も用意されているのです。

間違い探しの脳活効果

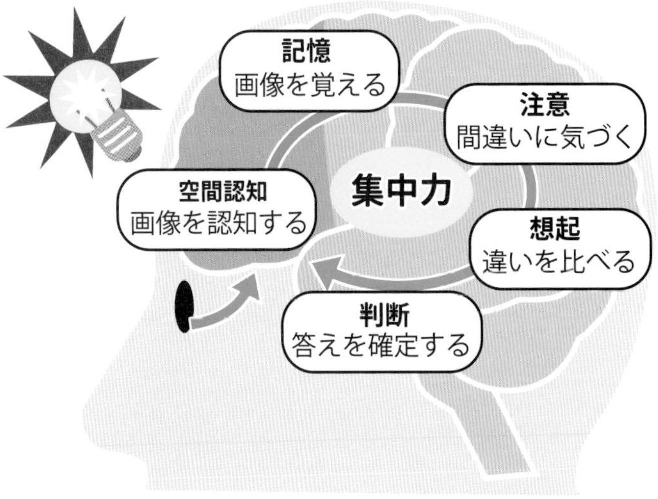
記憶
画像を覚える
注意
間違いに気づく
空間認知
画像を認知する
集中力
想起
違いを比べる
判断
答えを確定する

さあ、いかがでしょう。みなさんも、間違い探しにチャレンジしてみませんか。**記憶・集中・注意・判断・想起・空間認知という脳の思考回路をクルクルと回しながら、間違いを探していく**のです。そして間違いを見つけた瞬間、前頭葉をはじめとする脳全体が一斉に活性化されることになるわけです。「やった！見つけた！」という達成感にも似た新鮮な気持ちが脳の中を駆け巡るのです。

懐かしい記憶がよみがえり
昔話に花が咲く

おまけに、本書の間違い探しの題材は、昔懐かしい**「昭和の思い出」**。そうです。各問題の絵や写真を通して、幼少時代、青春時代の記憶をたどっていくのです。このように、昔を懐かしく**「回想」**することも、脳にとってとてもいい刺激になります。

もっといいのは、「昔はああだったね！こうだったね！」と、間違い探しの問題を通じて、**ご家族やご友人と楽しみながら懐かしい記憶をたどり、昔話に花を咲かせる**こと。人との**コミュニケーション**が不足すると、脳はどうしても衰えやすくなります。物忘れや認知症を予防するためにも、ぜひご家族やご友人と競い合って、間違い探しを楽しんでみてはいかがでしょうか。

最近、**「脳への刺激が足りない」「ついボンヤリしてしまう」「ボーッとテレビばかり見ている」**…そんな人こそ、間違い探しの新習慣を始めてみましょう。めんどうなことは何一つありません。何しろ「**1分見るだけ！**」でいいのですから。それだけで、記憶力をはじめとする脳の力を瞬間強化することにつながるのです。

まだ半信半疑の方は、ぜひ一度、問題に取り組んでみてください。本書の問題をひと通りクリアするころには、**1分以内に間違いを探すときの「ドキドキ」と「ワクワク」**、そして、懐かしい記憶をたどる**「ときめき」**で、昭和の思い出間違い探しに夢中になっているはずです。楽しみながら脳を活性化できる間違い探しは、まさに最強の脳トレの一つといっていいでしょう。

間違い探しの6大効果

空間認知力を強化

物の位置や形状、大きさを正確に把握する脳力が高まるので、物をなくしたり、道に迷ったり、何かにぶつかったり、転倒したり、車の運転ミスをしたりという状況を避けやすくなる。

注意力を強化

些細な違いや違和感に気づきやすくなるため、忘れ物や見落としが少なくなり、うっかりミスが防げて、めんどうな家事や仕事も間違いなくこなせるようになる。

記憶力を強化

特に短期記憶の力が磨かれ、物忘れをしたり、物をなくしたり、同じ話を何度もしたり、仕事や料理などの作業でモタついたりすることを防ぎやすくなる。

判断力を強化

とっさの判断ができるようになるため、道を歩いているときに車や人をうまく避けられたり、スーパーなどで商品を選ぶときに的確な選択が素早くできたりする。

想起力を強化

直前の記憶を何度も思い出す必要があるので想起力が磨かれ、人や物の名前が出てこなくなったり、アレソレなどの言葉が増えたり、会話中に言葉につまったりするのを防ぎやすくなる。

集中力を強化

頭がさえている時間が長くなり、テレビのニュースや新聞の内容をよく理解できて、人との会話でも聞き逃しが少なくなる。根気が続くようになり趣味や仕事が充実してくる。

●本書の間違い探しのやり方●

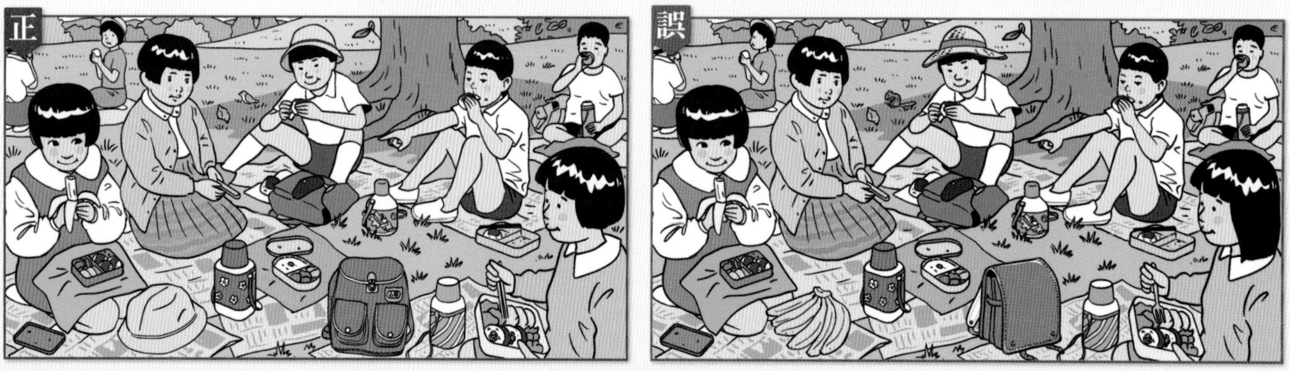

「正」と「誤」を見比べて、まず、1分間に間違い（相違点）を何個見つけられるか数えてください。1問につき間違いは7つ隠れています。全部見つけられなかったときは、次に、7つの間違いをすべて見つけるまでの時間を計測してください。楽しみながら解くのが、脳活効果を高めるコツです。

❶ ちゃぶ台

ちゃぶ台は、家族団らんの象徴でした。お父さんを中心に全員が揃って食事をするのが当たり前でした。「おかわり！」と勢いよく茶碗を出すと、お母さんがニコニコしながらご飯をよそってくれたものです。

1分で見つけた数	個
全部見つけるまでの時間	分　秒

正

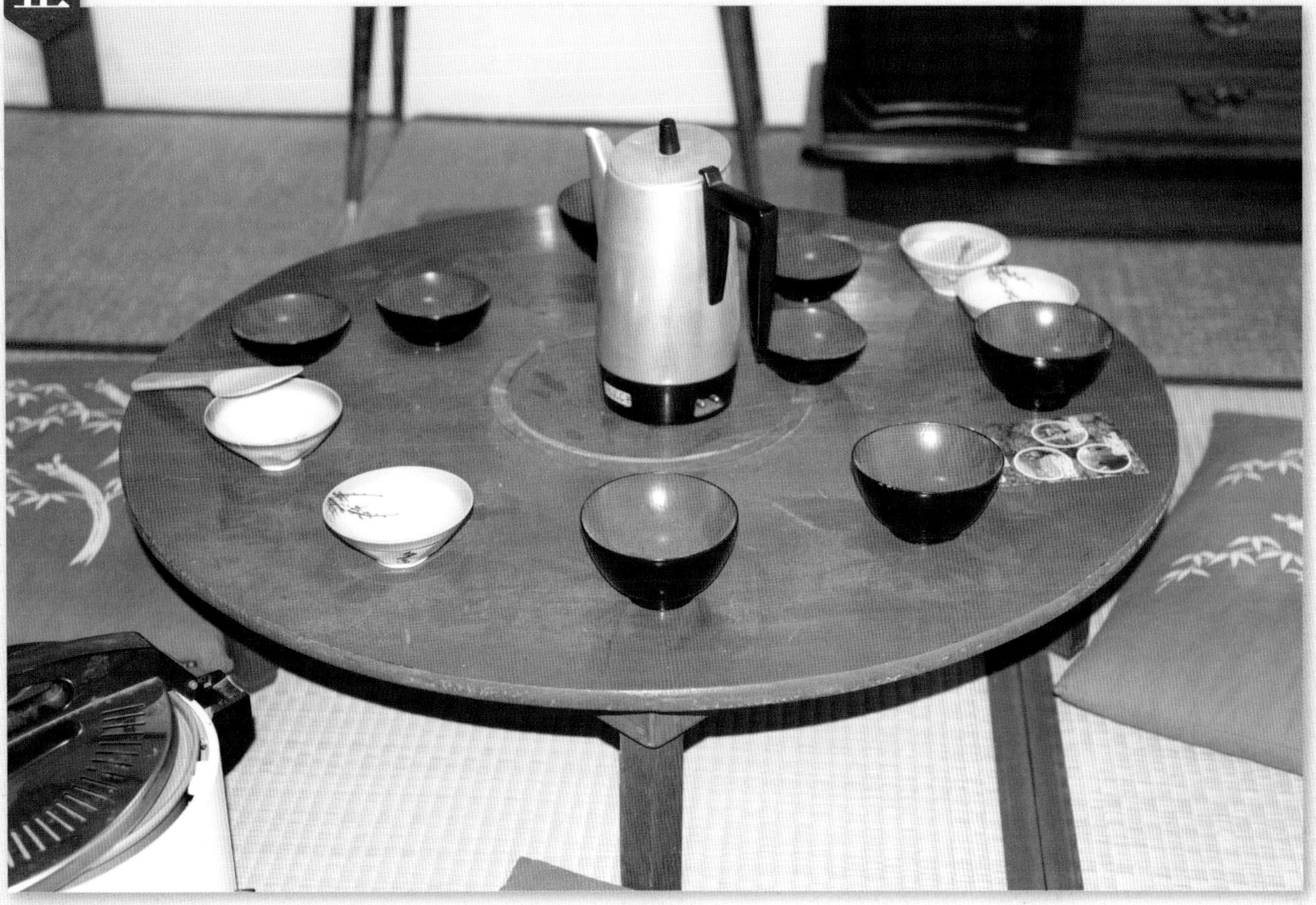

誤　**間違いは7つ。1分で探しましょう。**

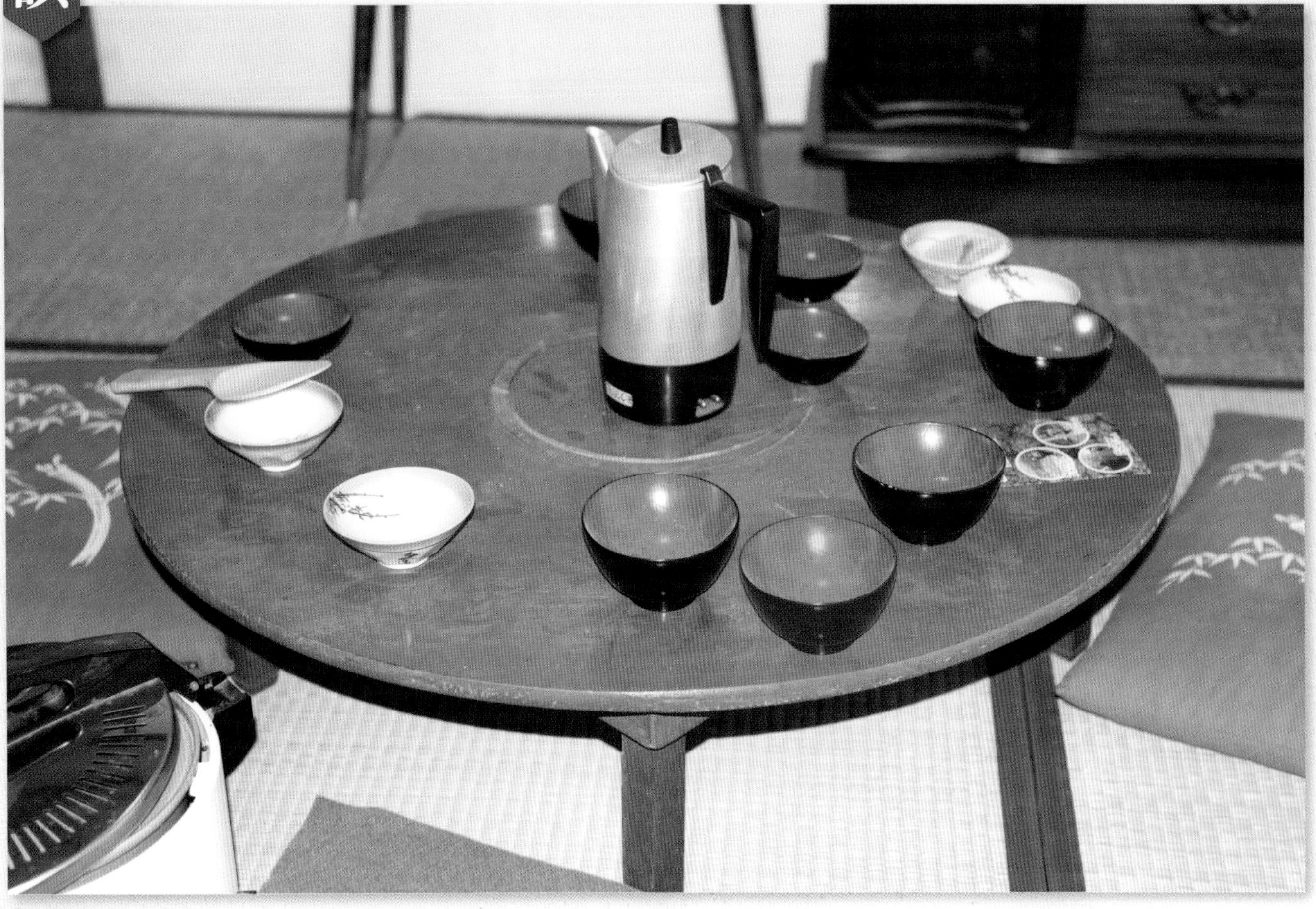

➡解答は64ページ

② 遠足

遠足で食べるお昼のお弁当。水筒のフタはコップとして使えて便利でした。ちなみに遠足時の「バナナはおやつに入りますか？」という質問は、現在もなお議論が続けられている、永遠のテーマです。

1分で見つけた数	個
全部見つけるまでの時間	分　秒

正

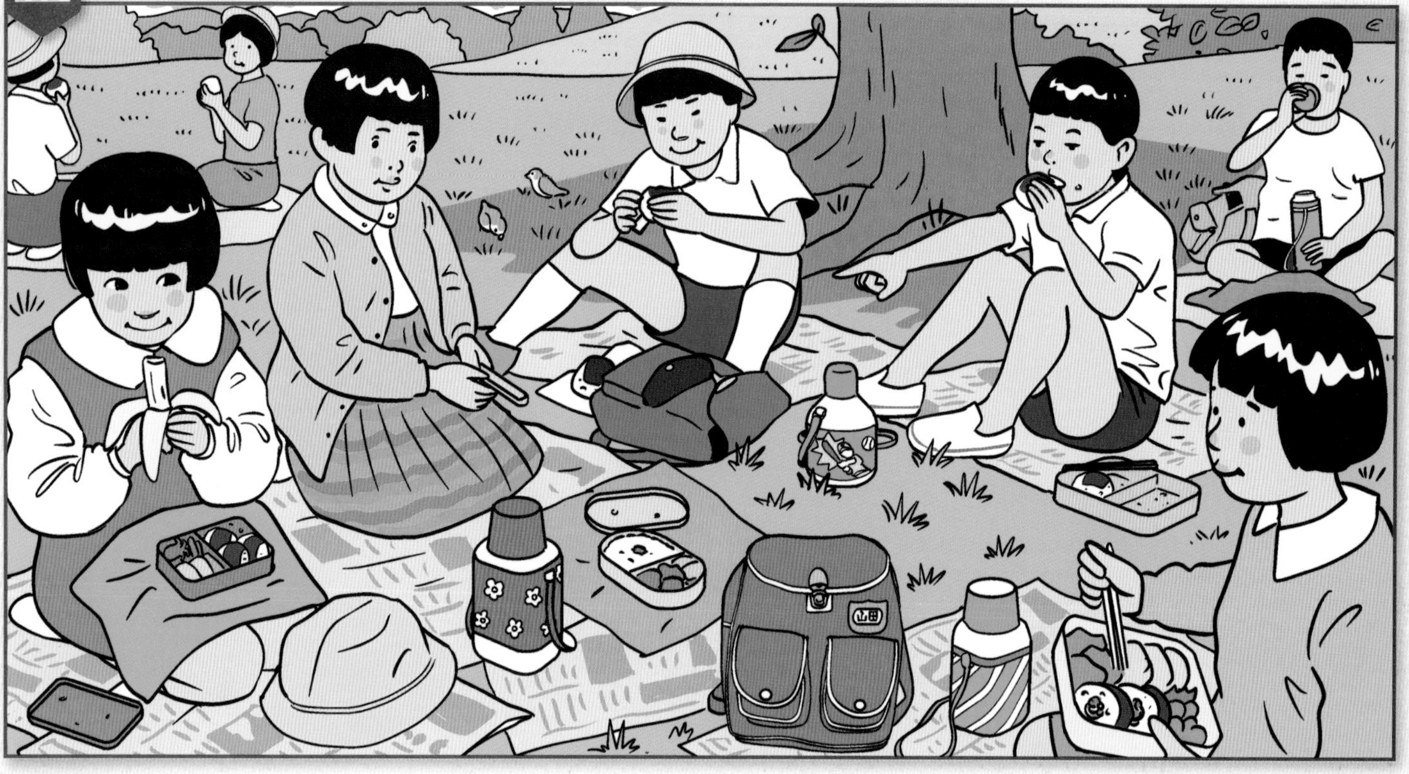

誤　**間違いは7つ。1分で探しましょう。**

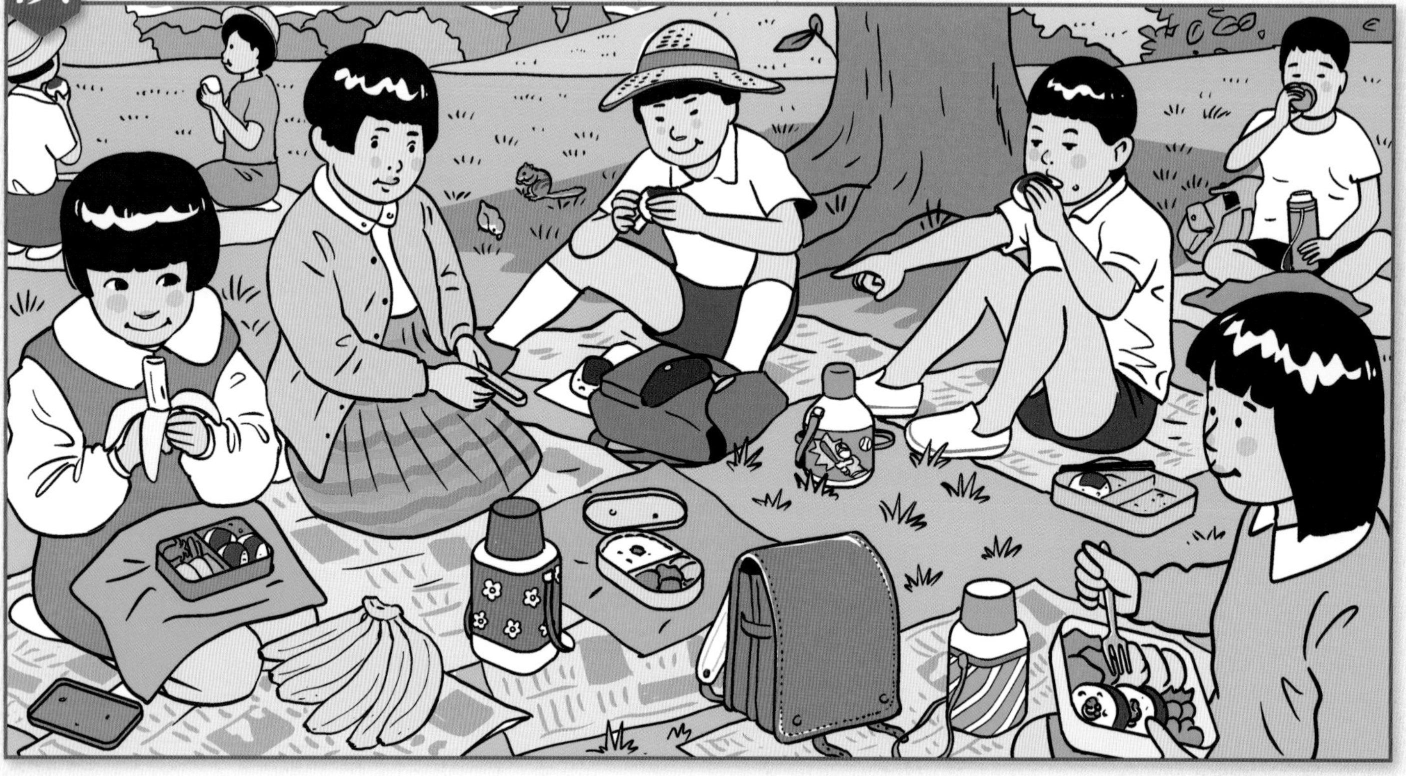

➡解答は64ページ

3 デパート屋上

家族で出かけるデパートは、まさに夢の国でした。おもちゃ売り場を見て、食堂のお子様ランチを食べたら、ひときわ楽しみなのがデパートの遊園地。ピンボールをするか乗り物に乗るか真剣に悩んだものです。

1分で見つけた数	個
全部見つけるまでの時間	分　秒

正

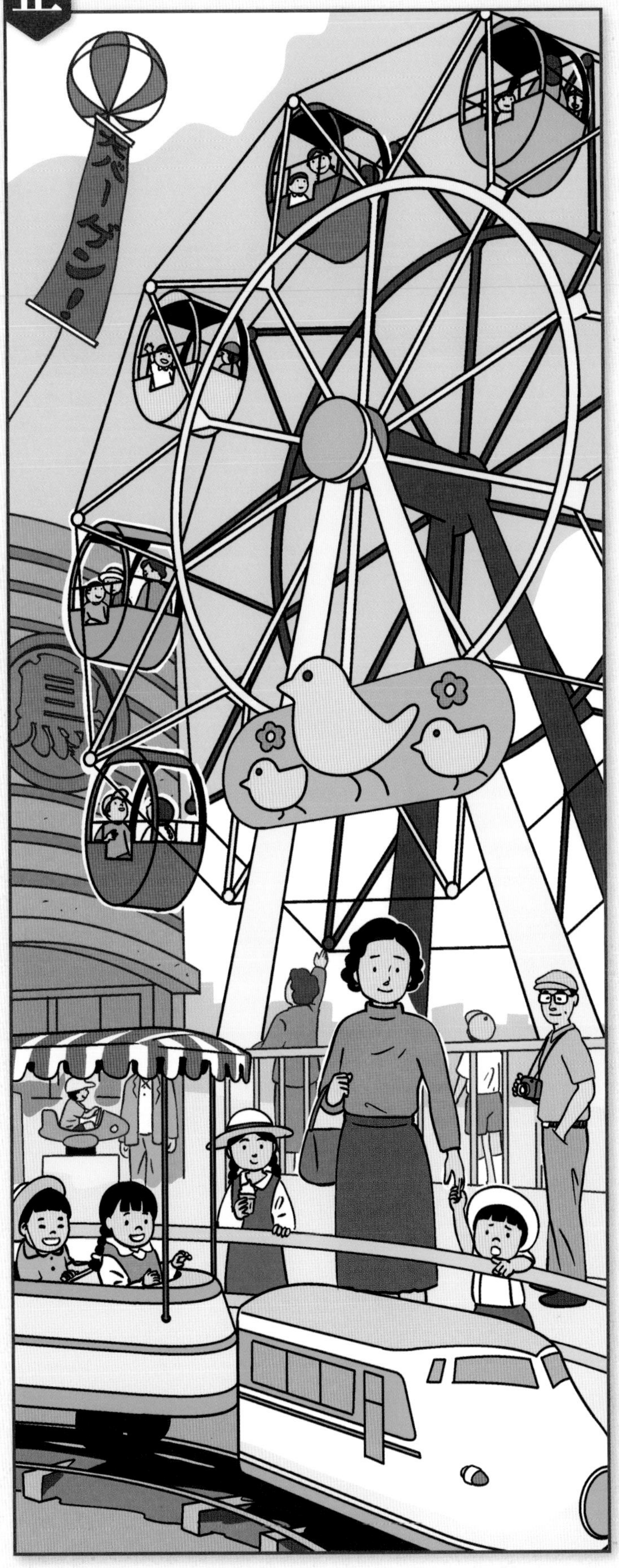

誤　**間違いは7つ。1分で探しましょう。**

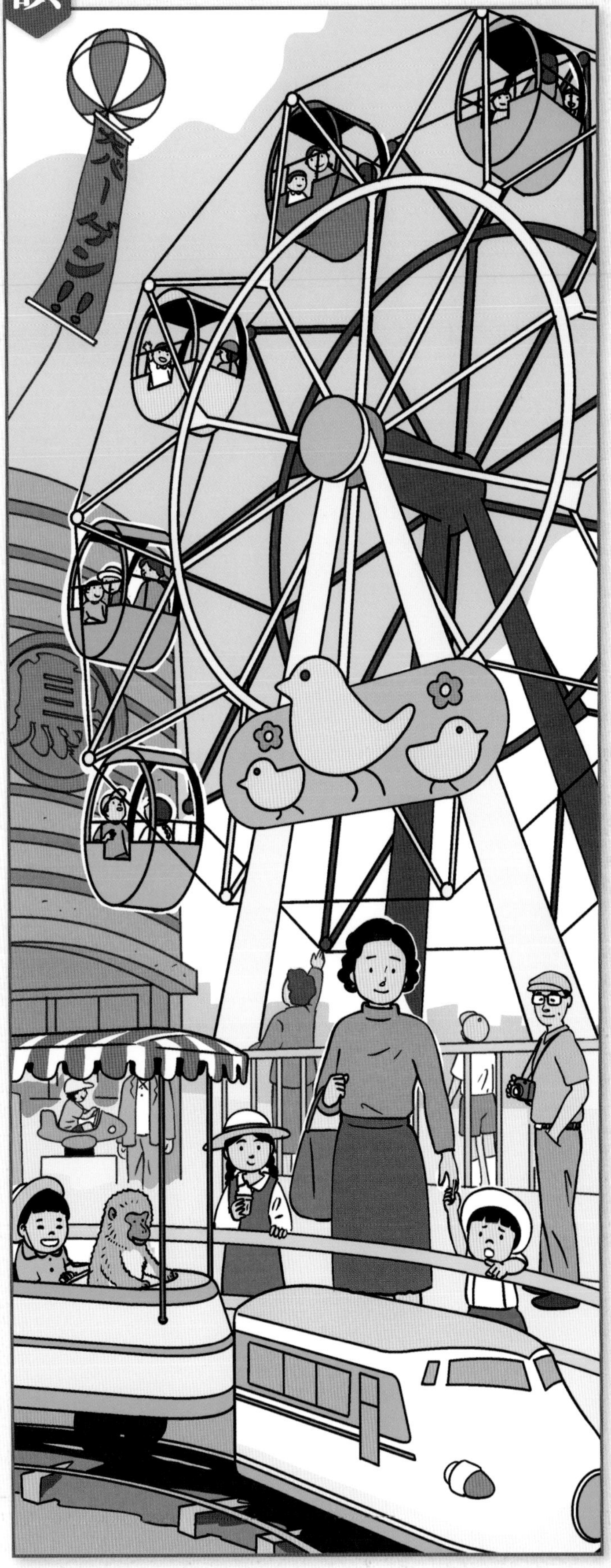

➲解答は64ページ

4 コーヒーカップ

遊園地の定番中の定番はコーヒーカップ。子供から大人まで楽しめるのがいいところです。調子に乗ってハンドルを回しすぎて、降りたあとクラクラしないと乗った気にはなりません。

1分で見つけた数	個
全部見つけるまでの時間	分　秒

正

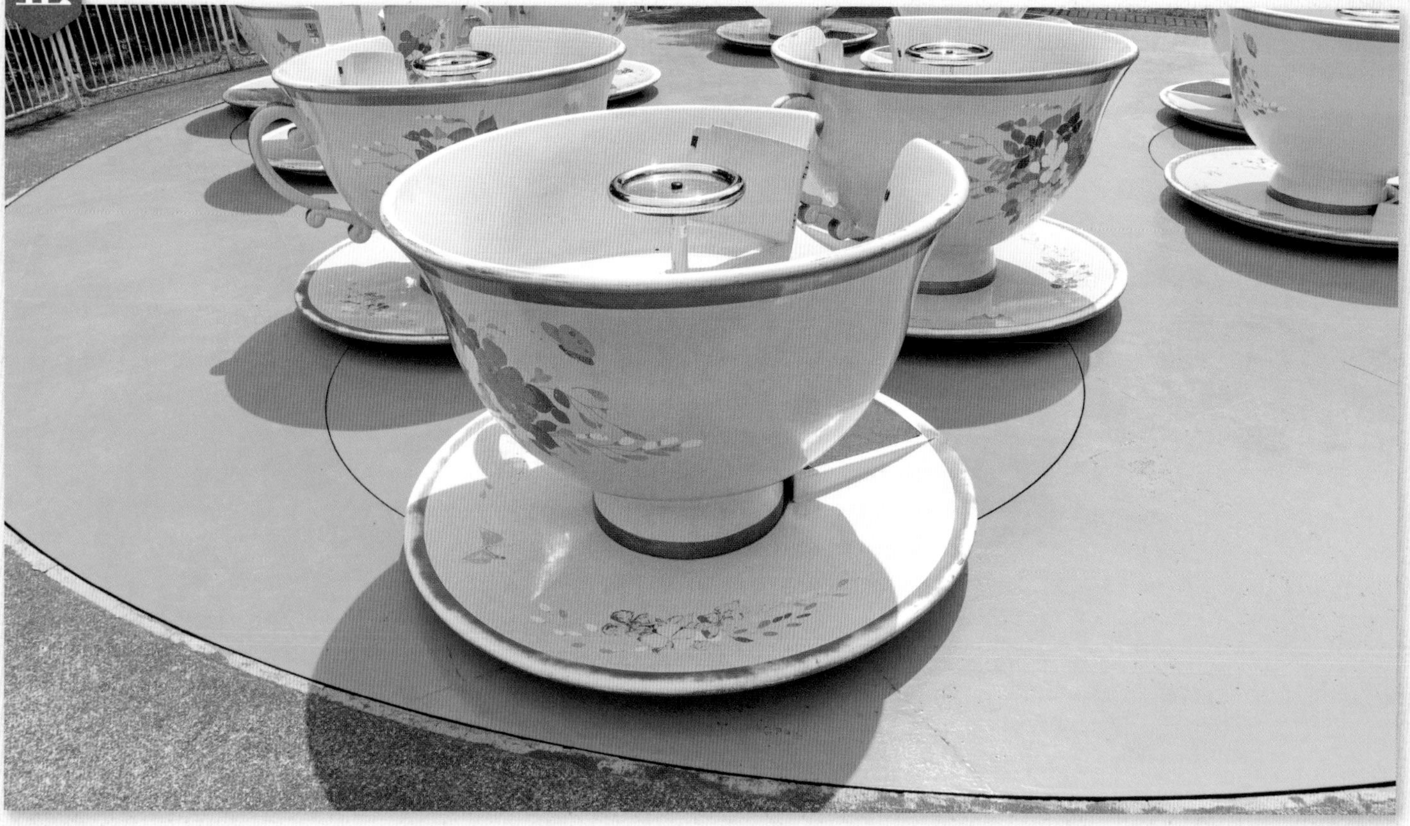

誤　**間違いは7つ。1分で探しましょう。**

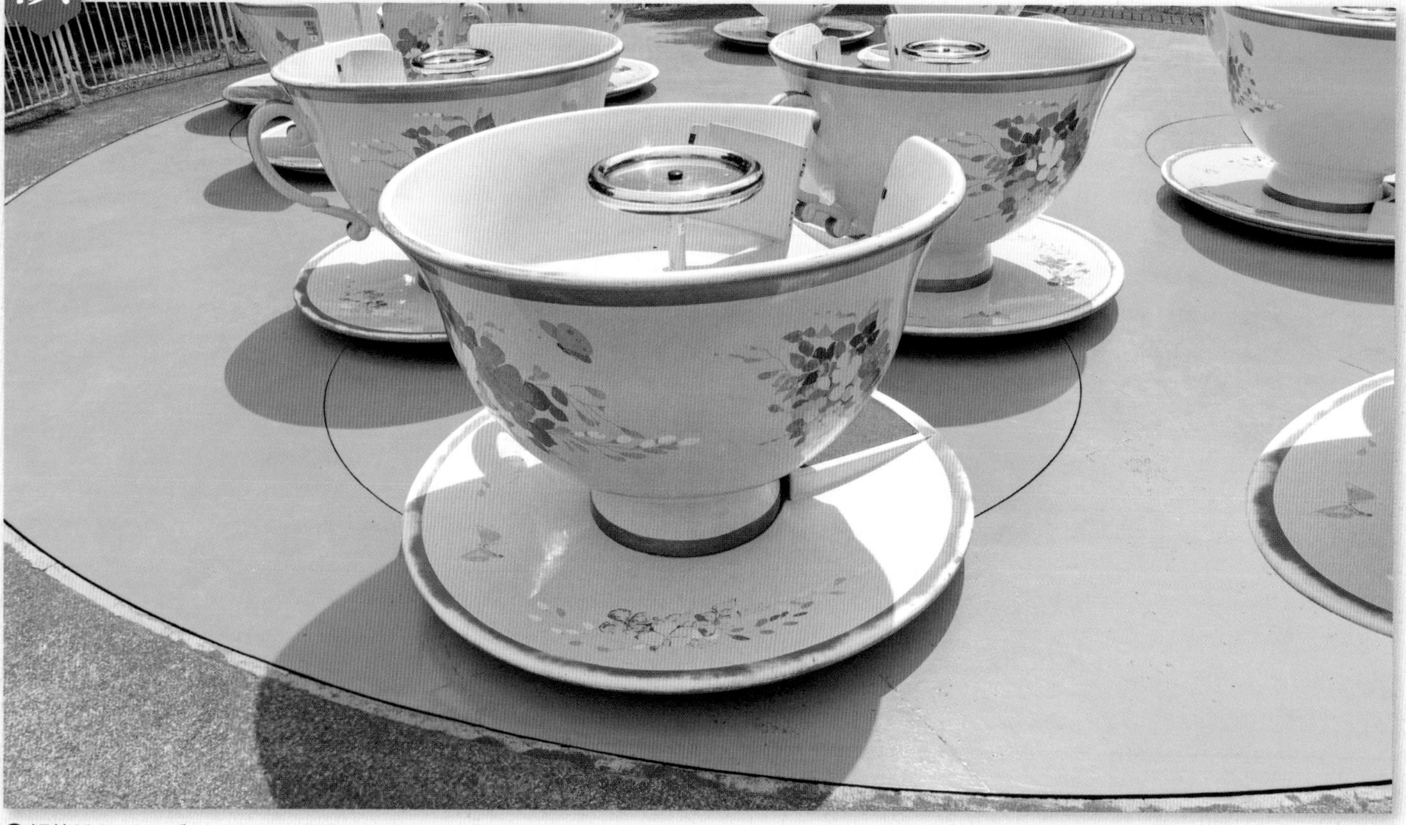

➡解答は64ページ

⑤ 昭和の道具

当時の家電や道具を集めた居間です。自宅の白黒テレビがカラーになかなか変わらなかった思い出があります。あの番組、カラーで見たかった！　テレビに押されてラジオの存在が徐々に薄くなっていきました。

1分で見つけた数	個
全部見つけるまでの時間	分　秒

正

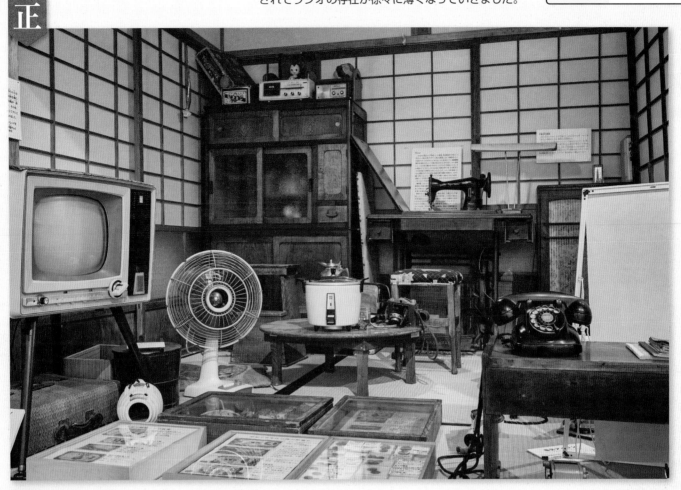

誤　間違いは7つ。1分で探しましょう。

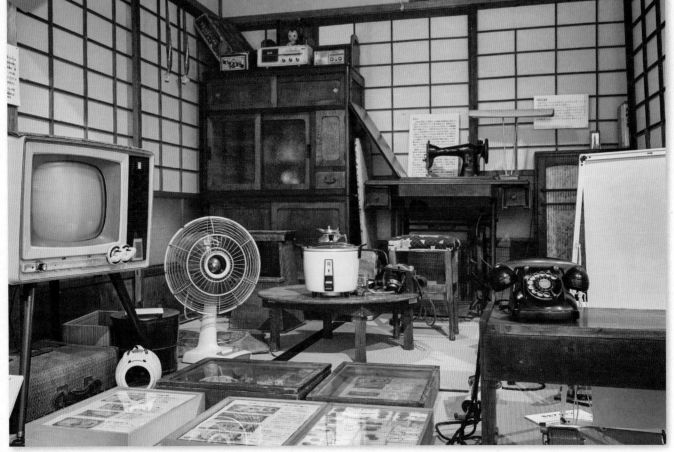

➡解答は64ページ

6 新幹線開業

1964年10月に東京～新大阪間を４時間で走る新幹線が開業しました。あまりにも早く目的地に到着するため、本格的な料理を手配できないことから簡易的な食事を用意したビュッフェ車両が誕生したのです。

1分で見つけた数	個
全部見つけるまでの時間	分　秒

正

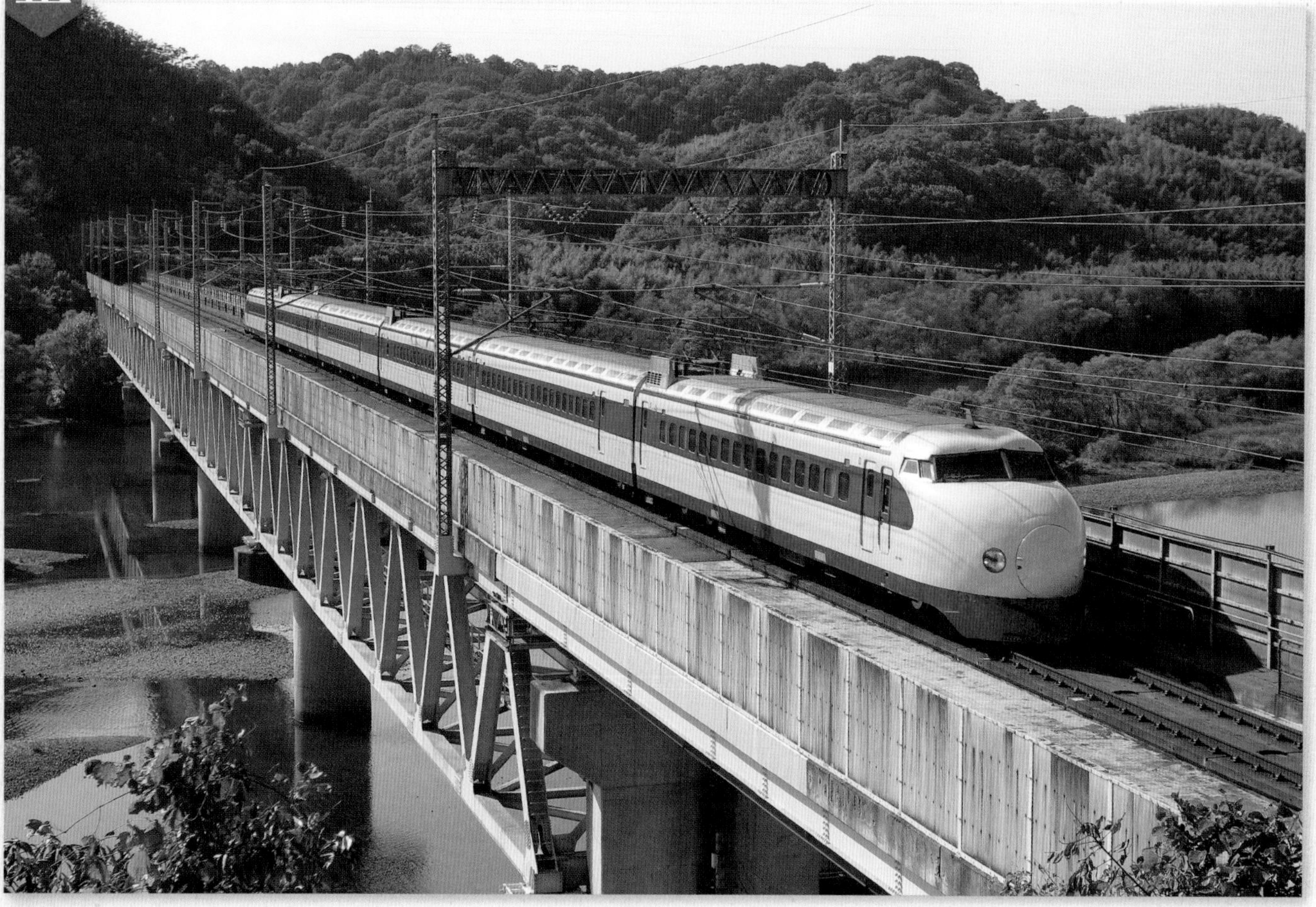

誤　間違いは7つ。1分で探しましょう。

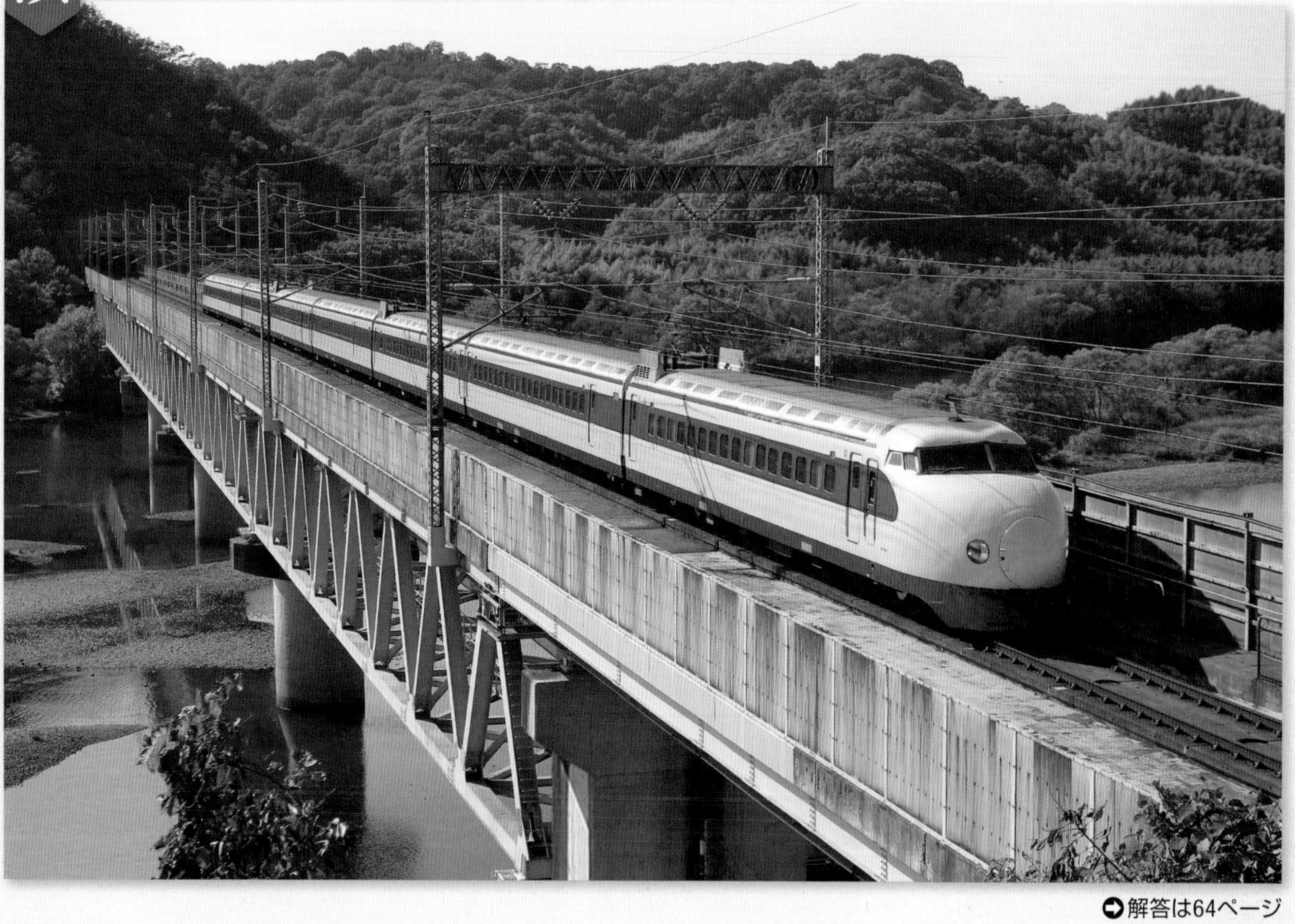

解答は64ページ

⑦教室

学校の教室でお楽しみのイベントといえば席替え。好きな子が隣にくるように祈ったり、ドキドキしたり。「こっちの陣地にはみ出ないで」と机のまん中を境にいざこざも勃発。彫刻刀の痕もよくありました。

1分で見つけた数	個
全部見つけるまでの時間	分　秒

正

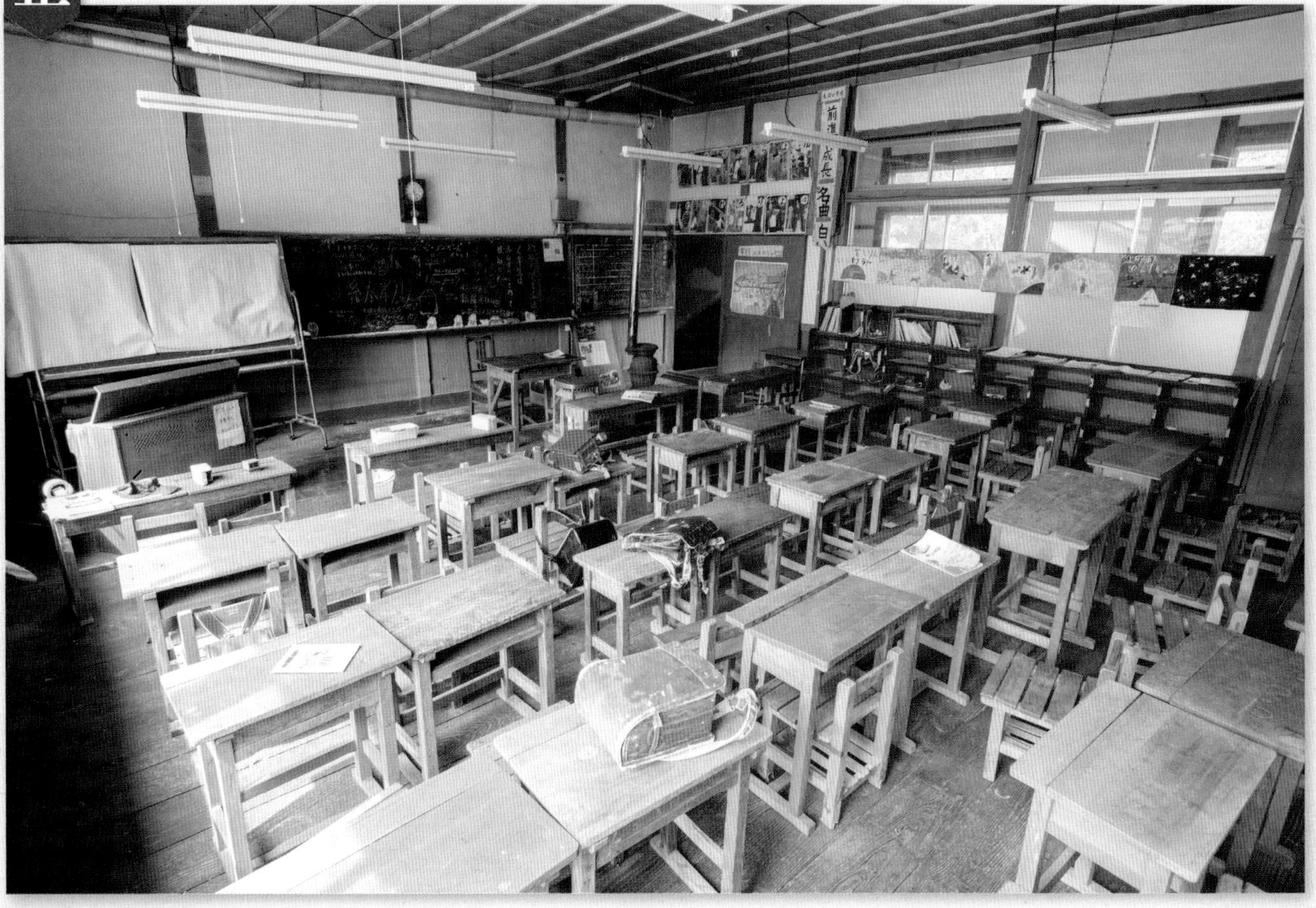

誤　**間違いは7つ。1分で探しましょう。**

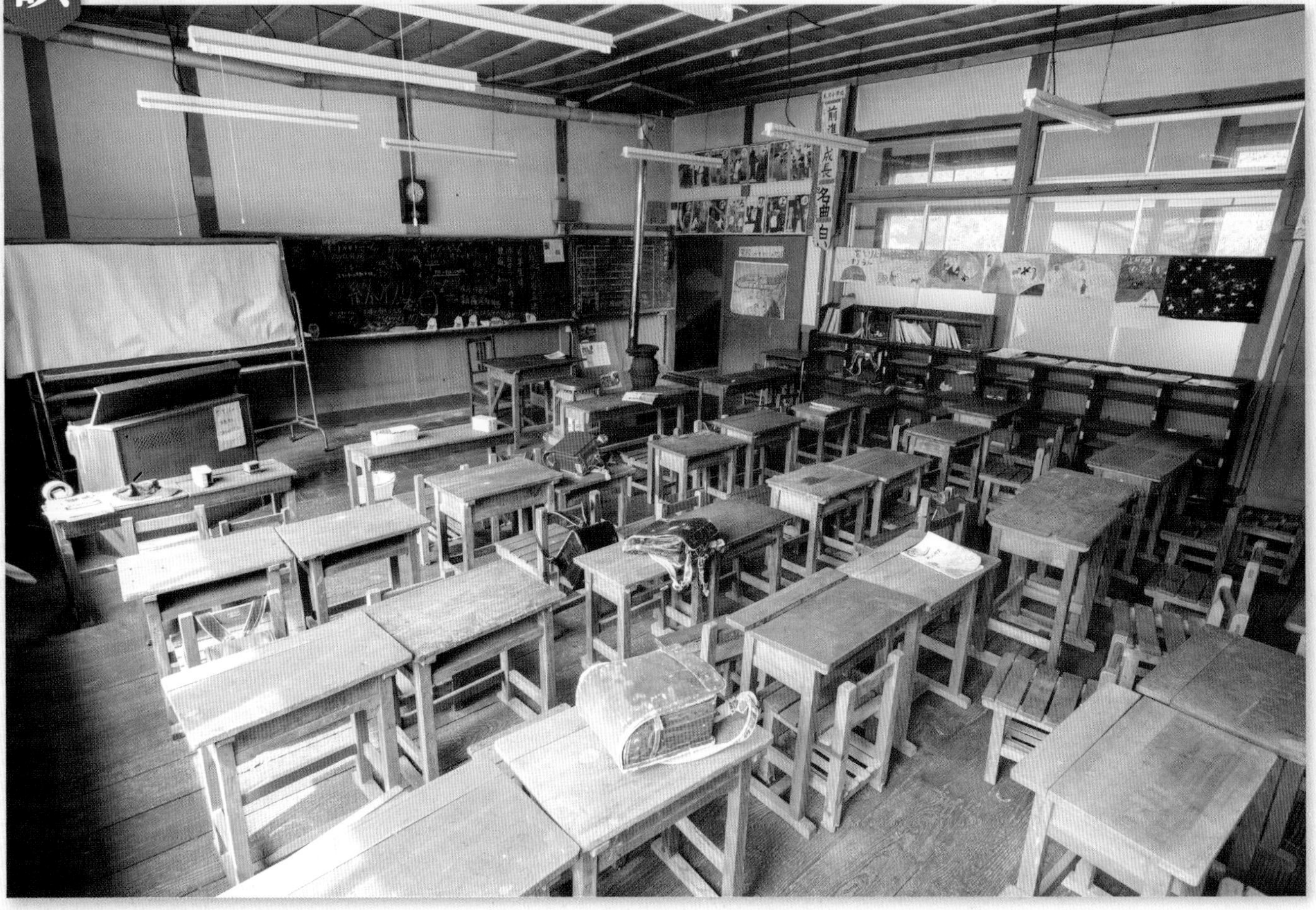

➡解答は64ページ

8 靴磨き

人通りの多い駅でよく見られた露店の靴磨き。大事な取引先に行くときや、デートの待ち合わせに靴を磨いてから向かう人も多かったものです。黙々と磨いてくれました。磨くだけでなく、修理してくれるところもありました。

1分で見つけた数	個
全部見つけるまでの時間	分　秒

正

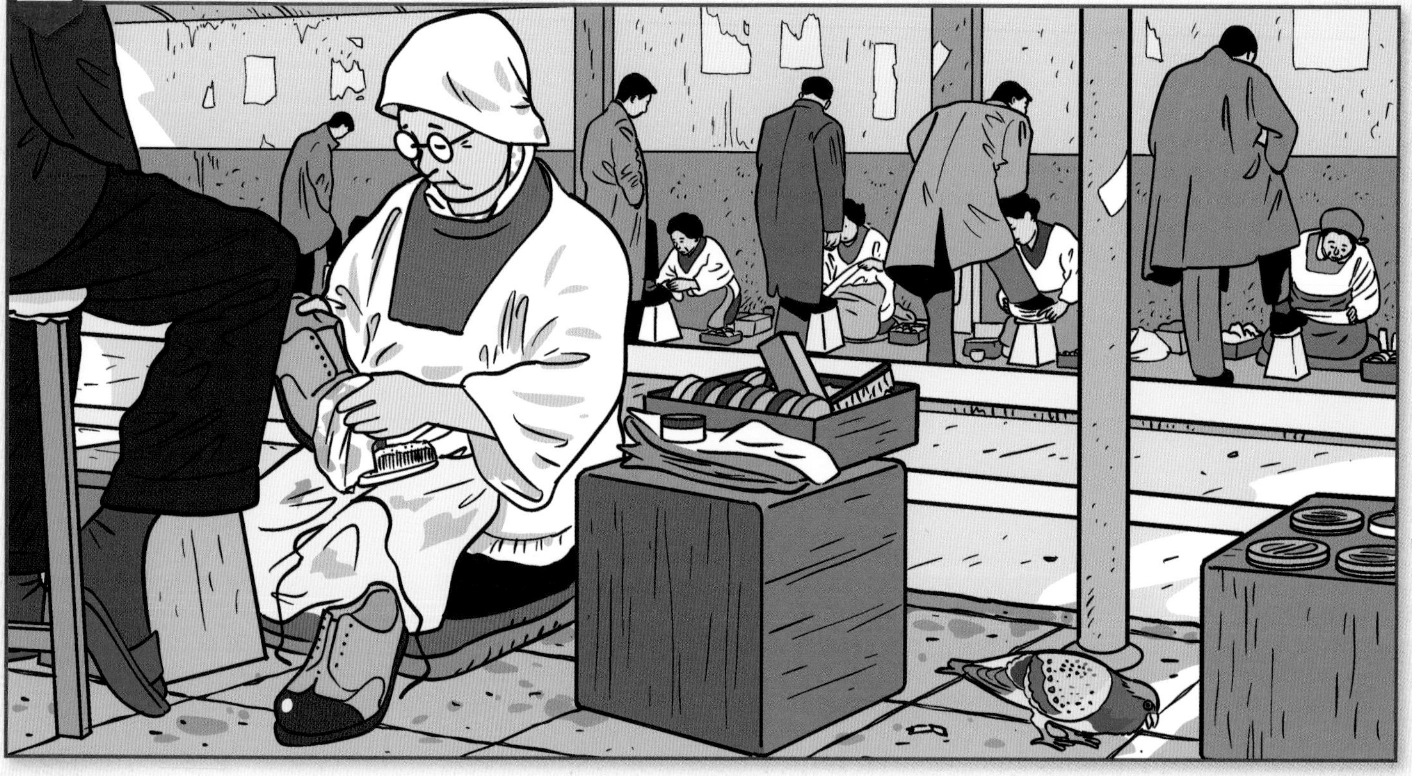

誤　間違いは7つ。1分で探しましょう。

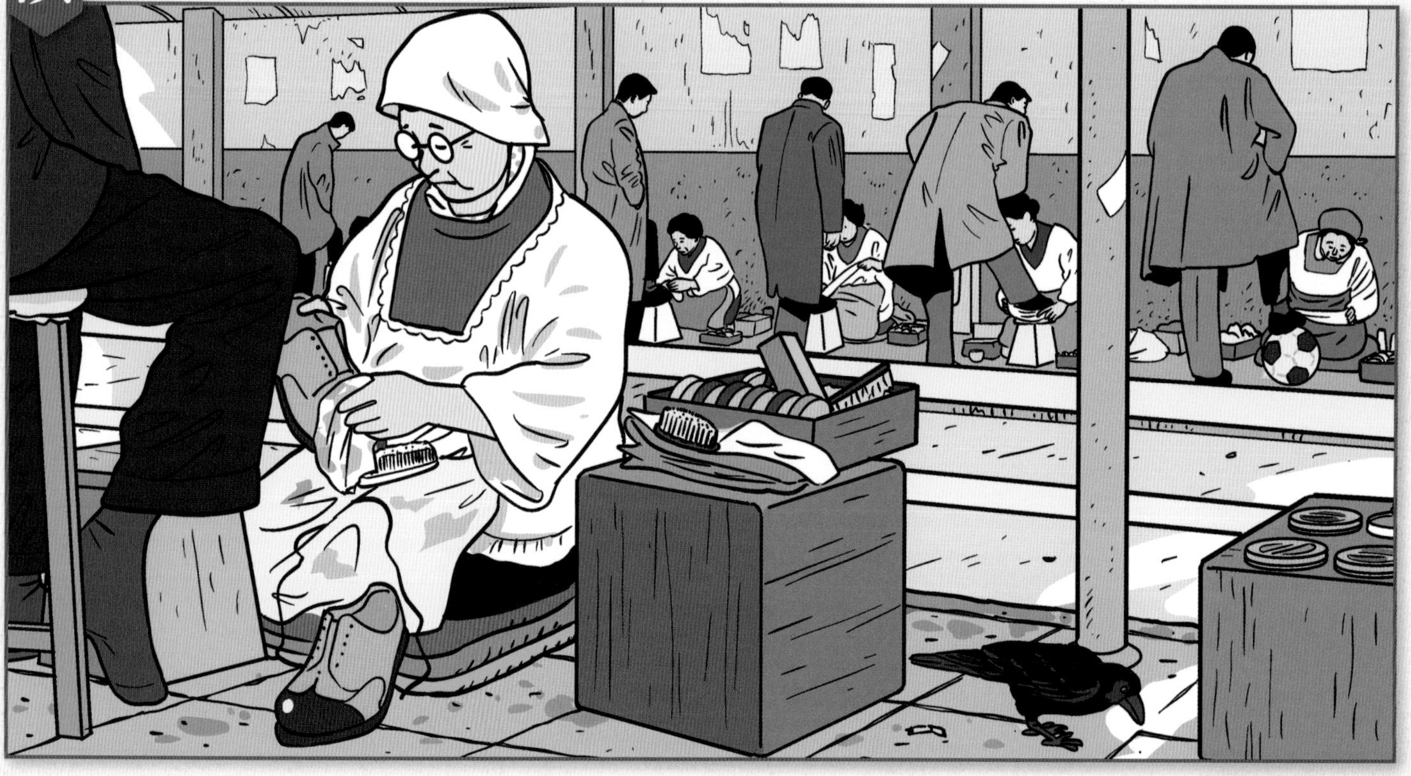

➡解答は65ページ

9 ボウリング

ボウリングブームの火つけ役ともいえる中山律子さん。当時女子プロボウラーとして初のパーフェクトゲームを達成しました。その後、テレビCMの「さわやか律子さん」が大人気になりつい口ずさんでいました。

1分で見つけた数	個
全部見つけるまでの時間	分　秒

正

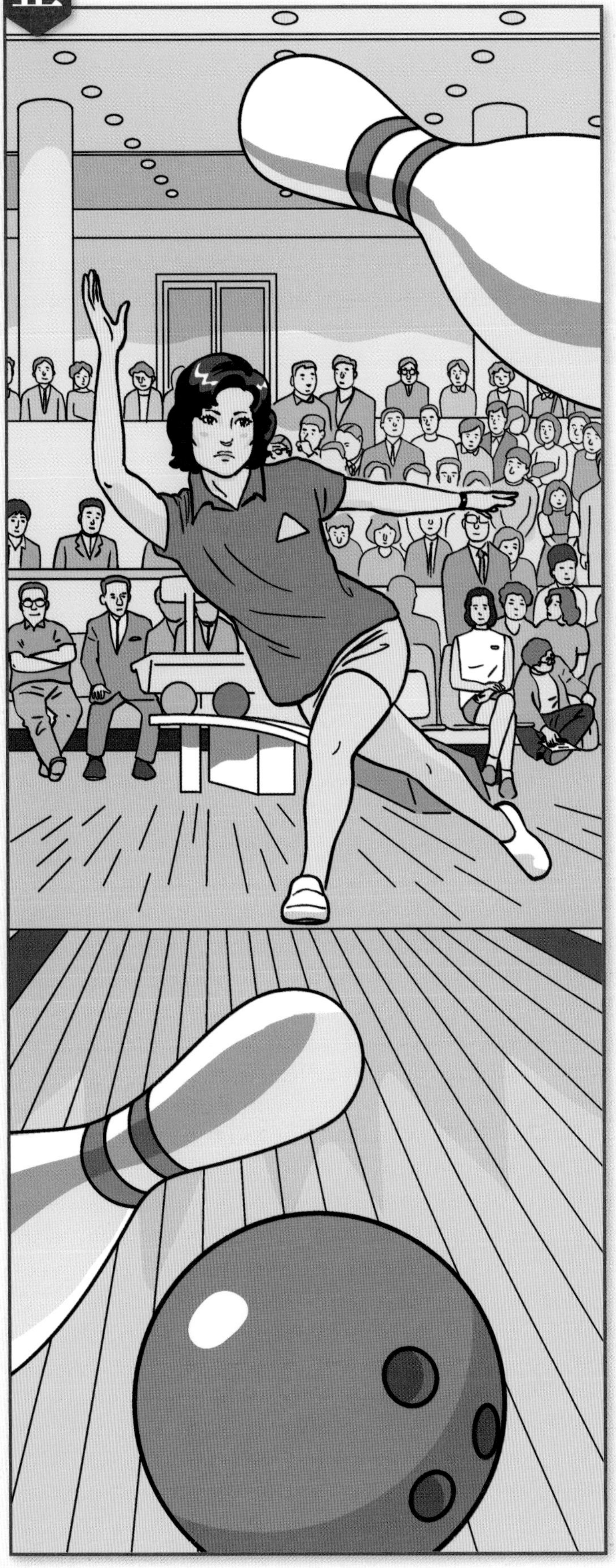

誤　間違いは7つ。1分で探しましょう。

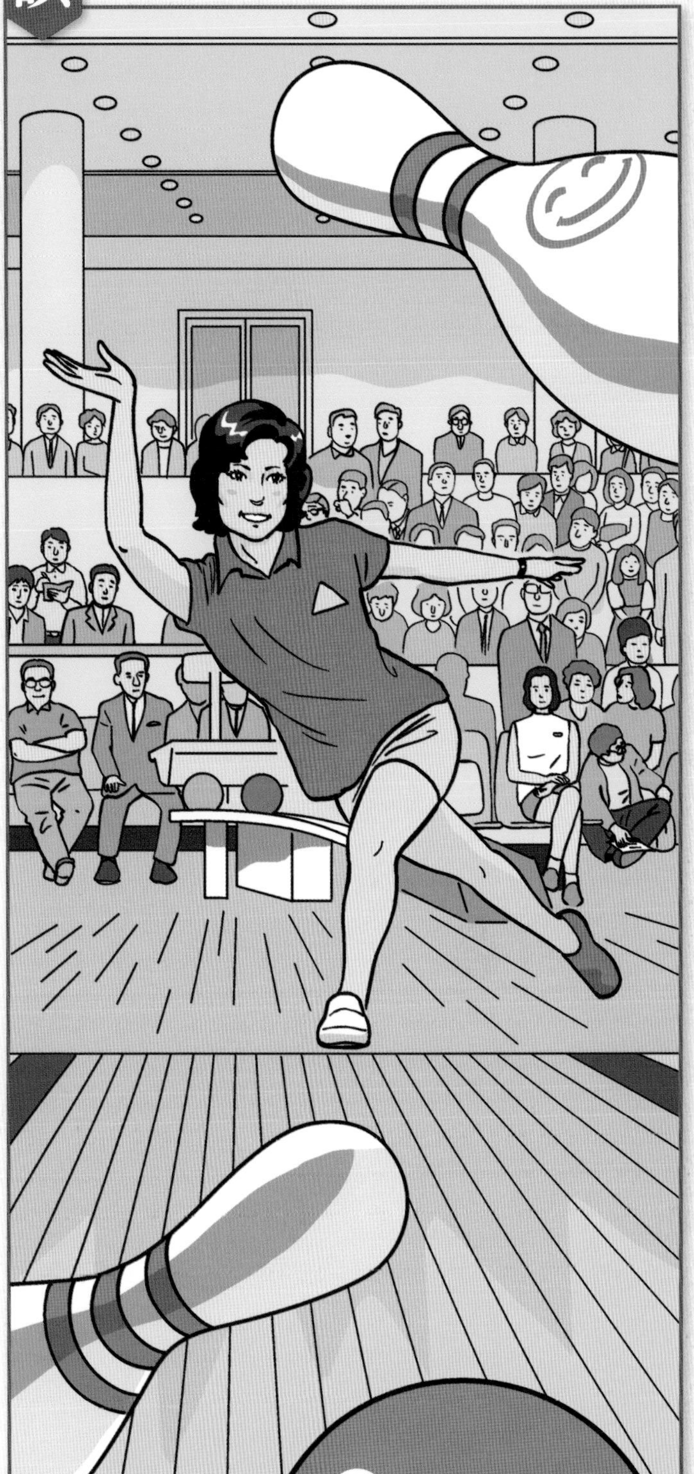

➡解答は65ページ

10 スポーツカー

日産自動車のスポーツカー、フェアレディZは、外車のような外観で若者を中心に憧れの的でした。現在でもファンが多く、発売当時には高嶺の花でしたが、長年の夢をかなえるべく今、購入する人も。

1分で見つけた数	個
全部見つけるまでの時間	分　秒

正

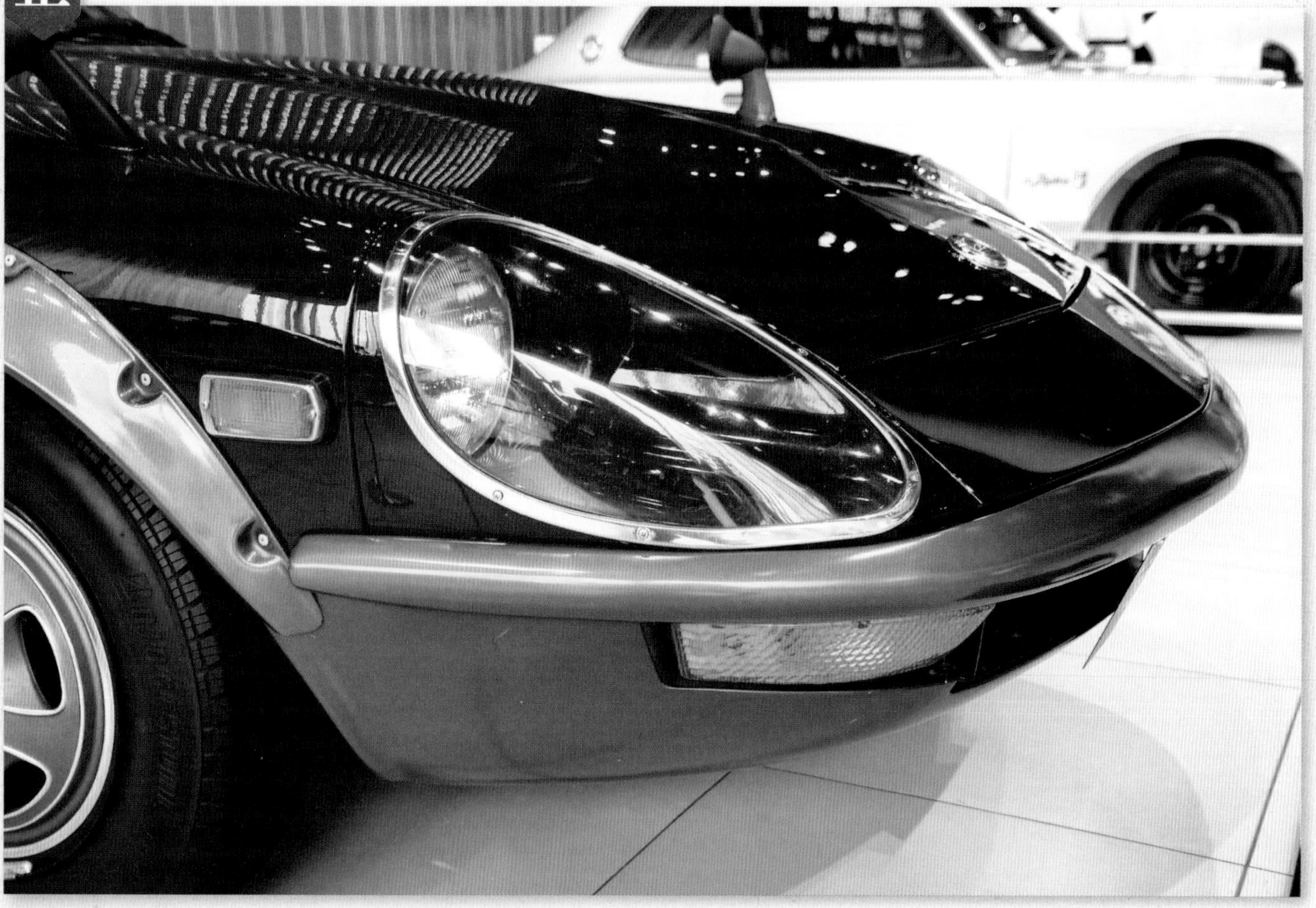

誤　間違いは7つ。1分で探しましょう。

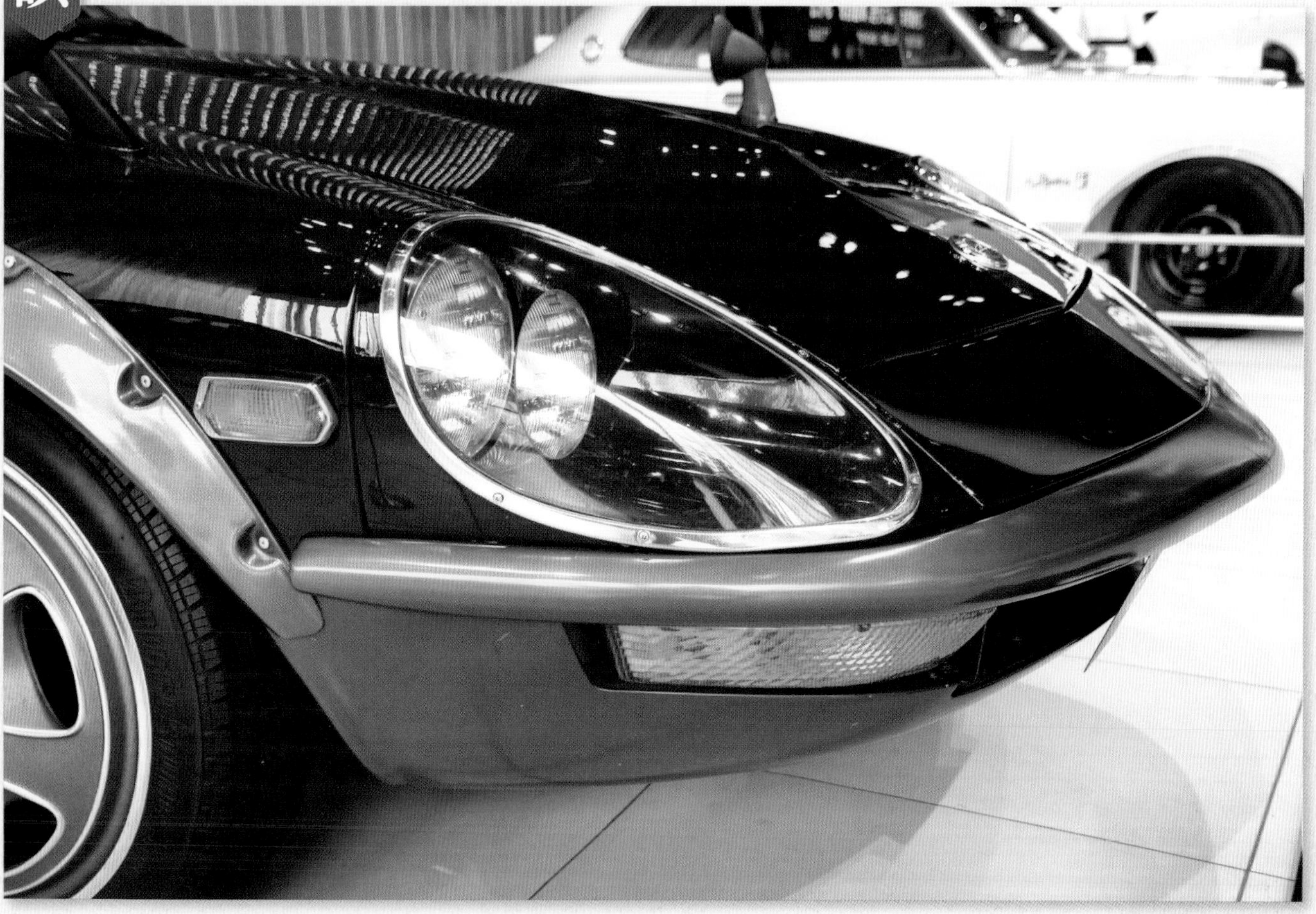

➡解答は65ページ

⑪ 床屋

赤青白のクルクル回るサインポールは床屋さんの目印。理容師さんは白い天花粉をつけてカットします。カットのあとは、いい香りのするヘアトニックをつけてもらって大人の雰囲気を楽しんでいました。

1分で見つけた数	個
全部見つけるまでの時間	分　秒

正

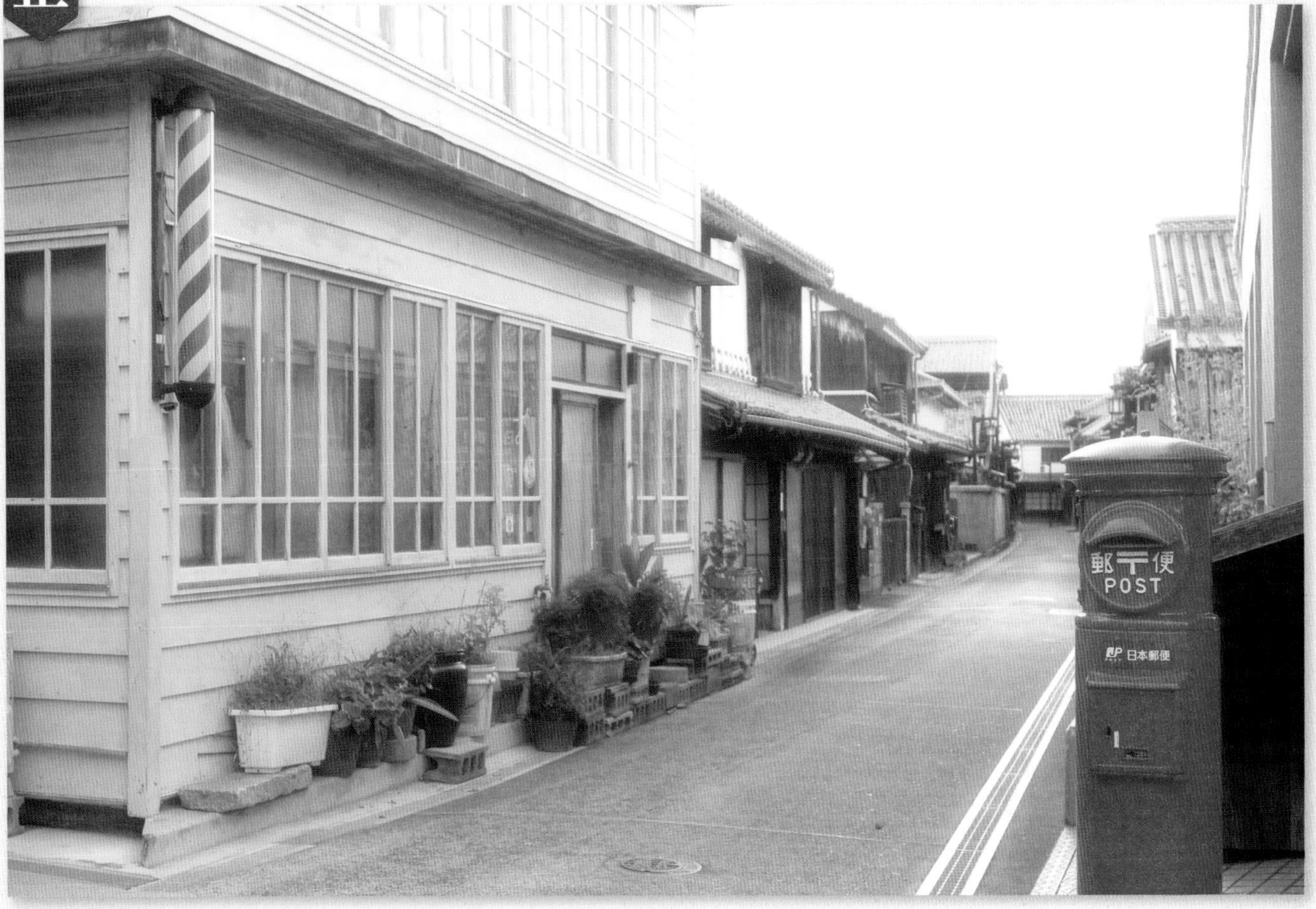

誤　**間違いは7つ。1分で探しましょう。**

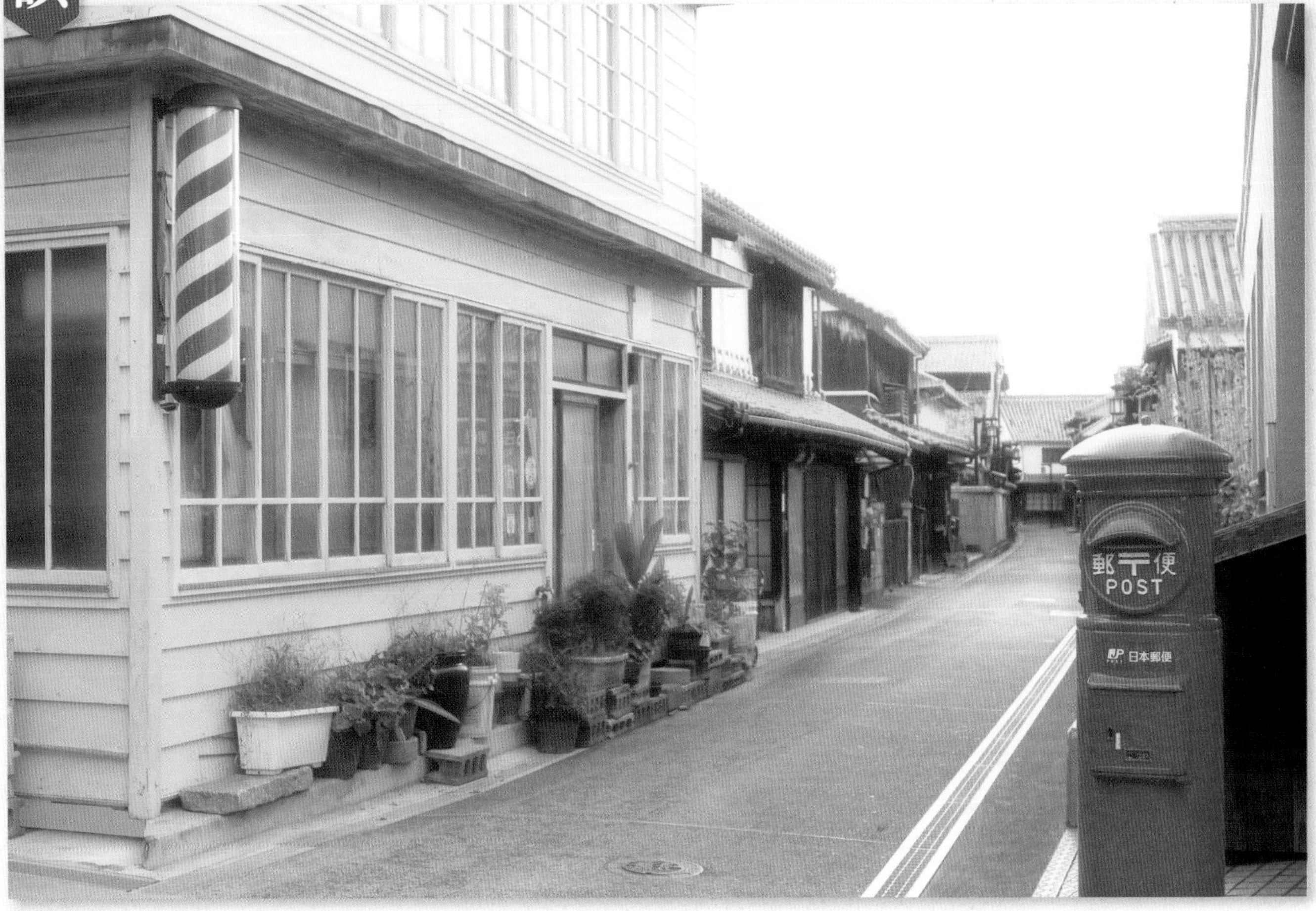

➡解答は65ページ

⑫ 会社

膨大な紙の資料に目を通す上司と、そろばんで計算して帳簿に記録する社員たち。今ではパソコンが当たり前の作業を、アナログでテキパキとこなしました。男の人はネクタイも上まできっちり締めています。

1分で見つけた数	個
全部見つけるまでの時間	分　秒

正

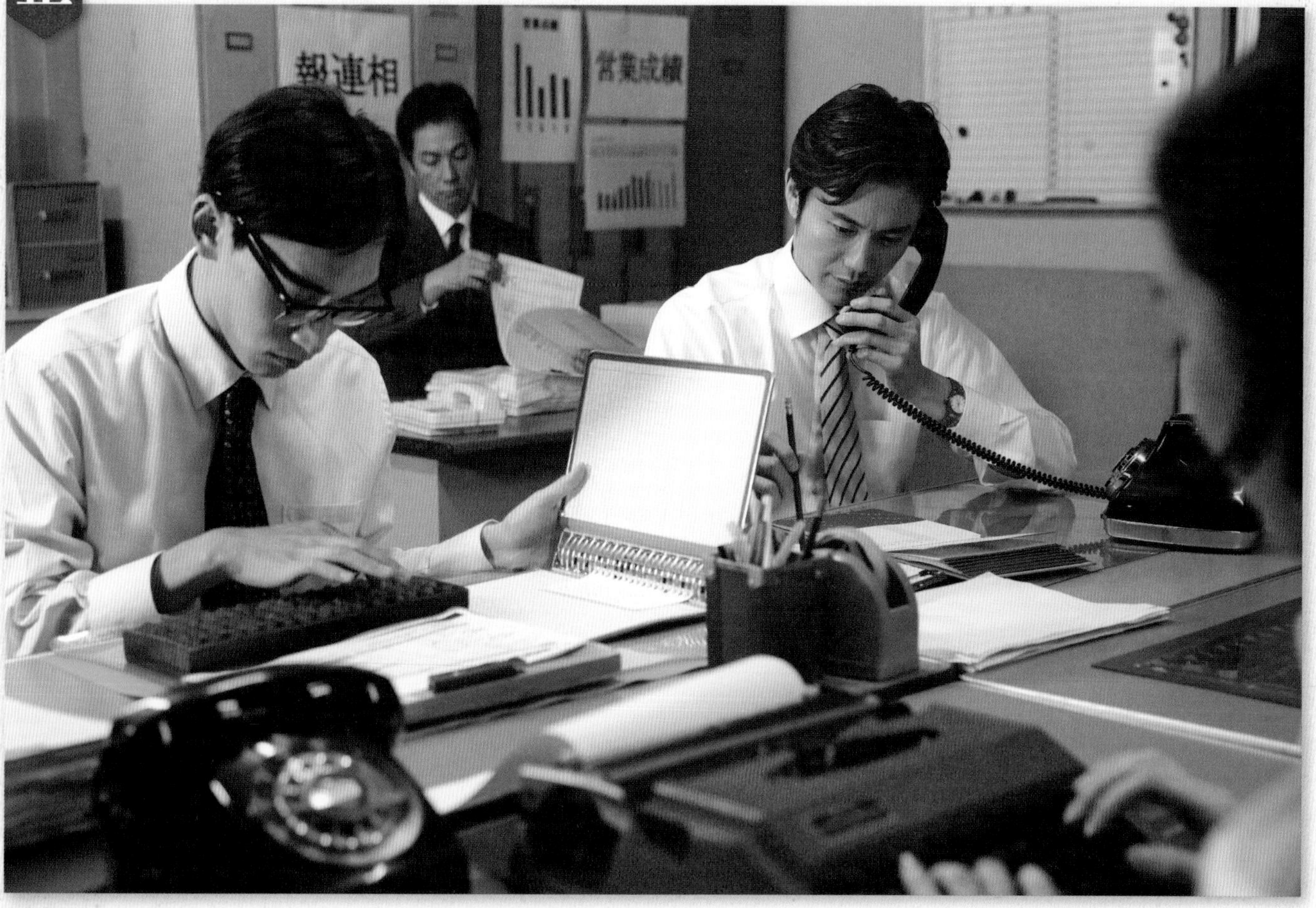

誤　**間違いは7つ。1分で探しましょう。**

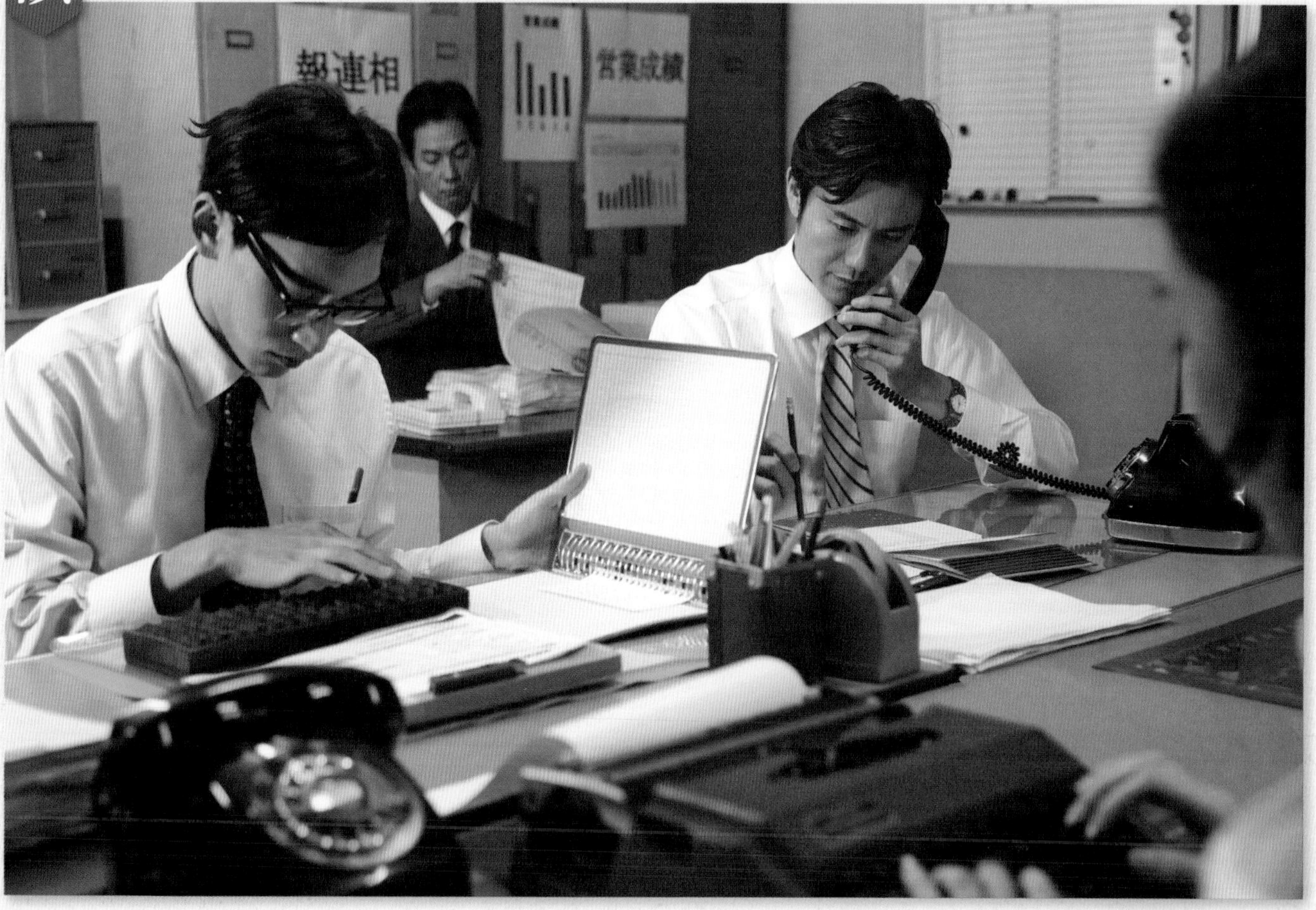

➡解答は65ページ

⑬ タバコ屋

たくさんのタバコの箱に囲まれながら、座って店番をするおばあさん。記憶力が抜群で、常連さんには顔を見ただけでいつもの銘柄を出してくれました。お店によっては、お菓子やプラモデルもあって品ぞろえが豊富でした。

1分で見つけた数	個
全部見つけるまでの時間	分　秒

正

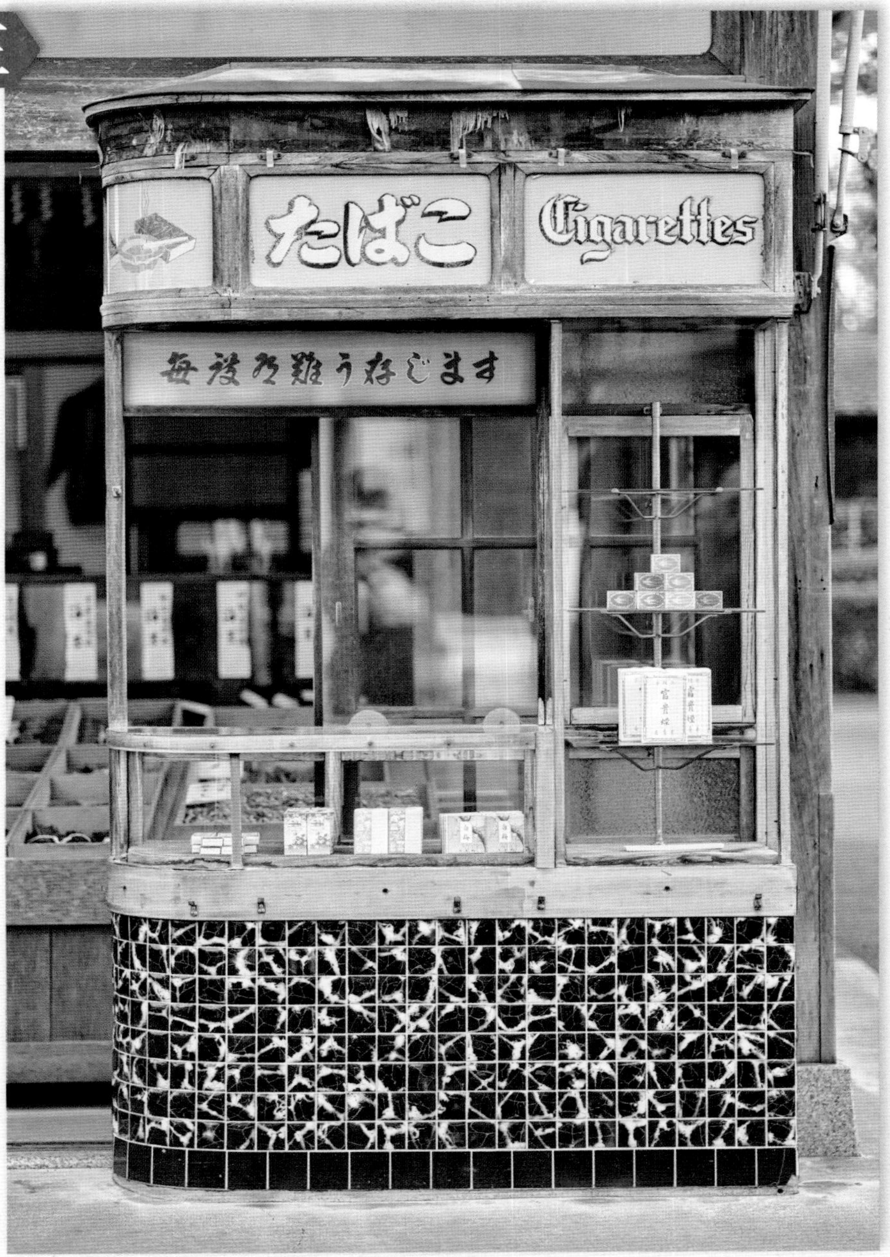

誤

間違いは7つ。1分で探しましょう。

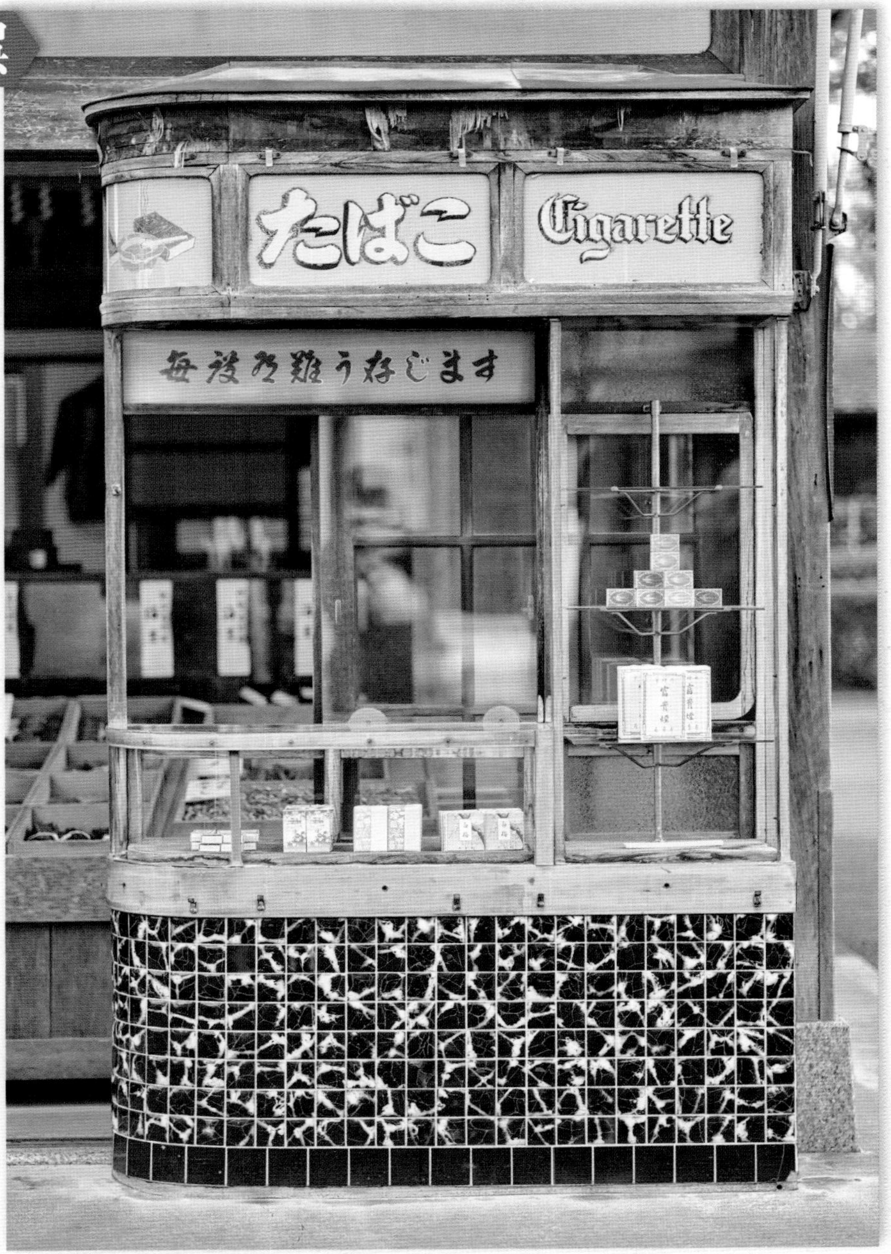

➡解答は65ページ

⑭ 射的

大物を絶対に取る意気込みで挑戦する射的。しかし、当たってもビクともせず。途中でお菓子に標的を変更するのがいつものパターンでした。思いっきり手を伸ばして当てると、露店のおじさんが渋い顔をして……。

1分で見つけた数	個
全部見つけるまでの時間	分　秒

正

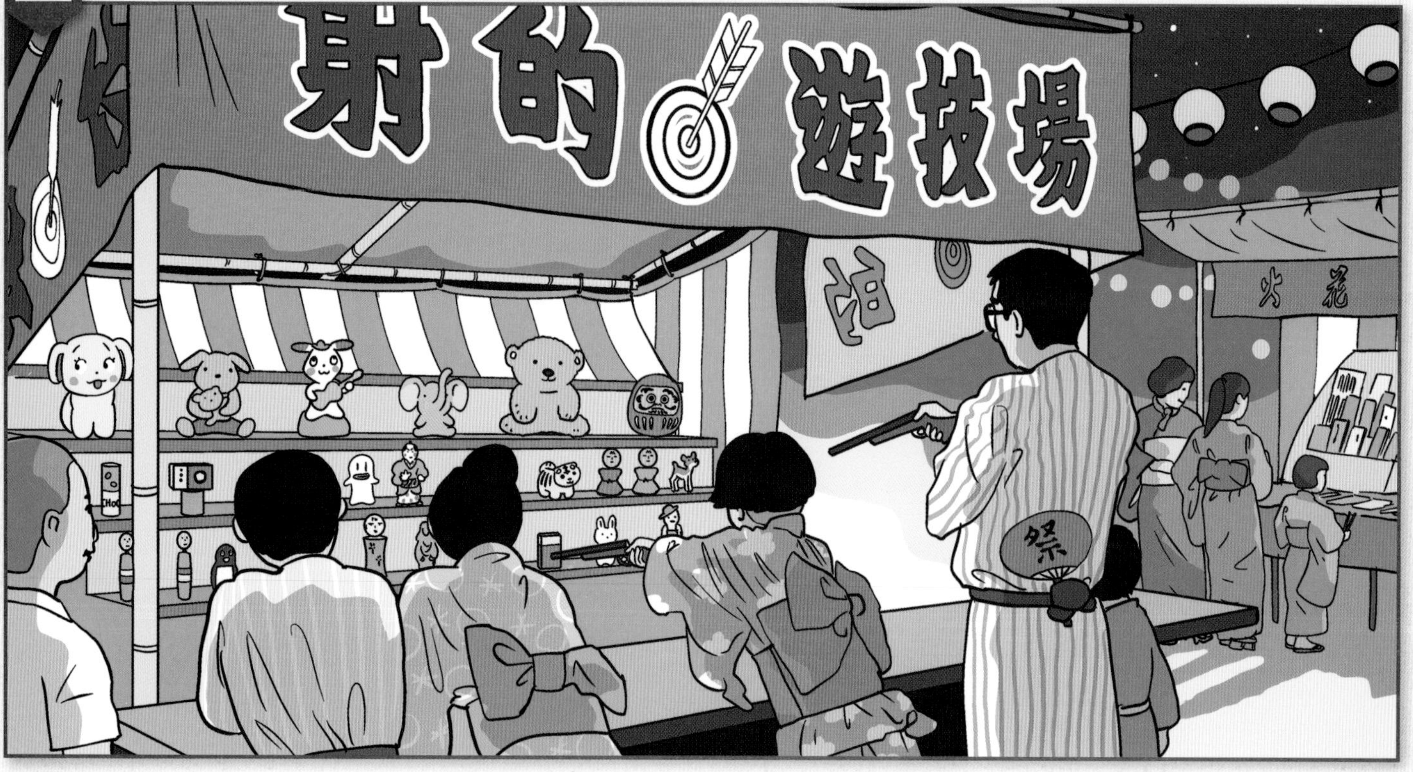

誤　間違いは7つ。1分で探しましょう。

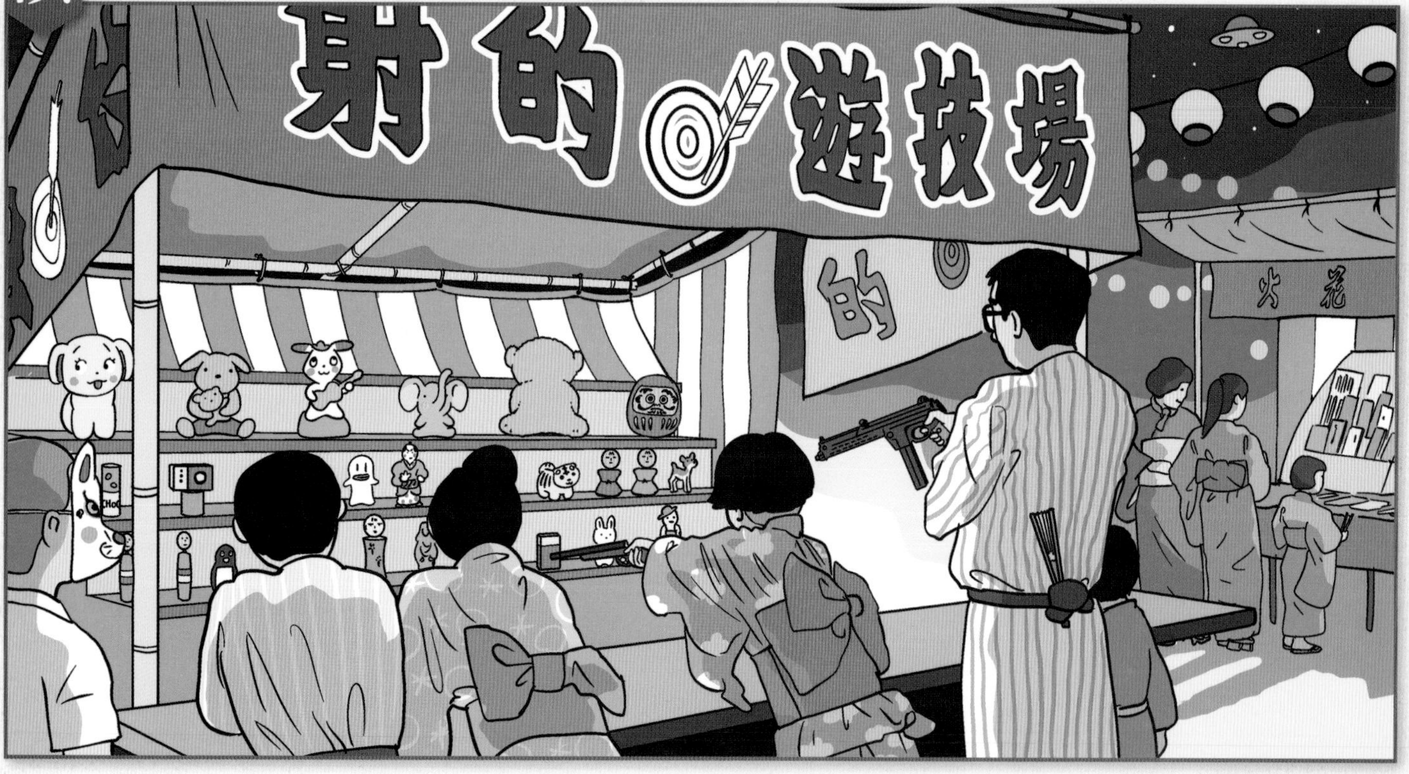

➡解答は65ページ

⑮ 雪遊び

雪が積もった朝は、はんてんに長靴姿で雪遊び。ソリ滑りや雪だるま作り、かまくら作りで大変でした。遊んだあとは服がビショビショになるので、ストーブ前で乾かすのがお約束です。

1分で見つけた数	個
全部見つけるまでの時間	分　秒

正

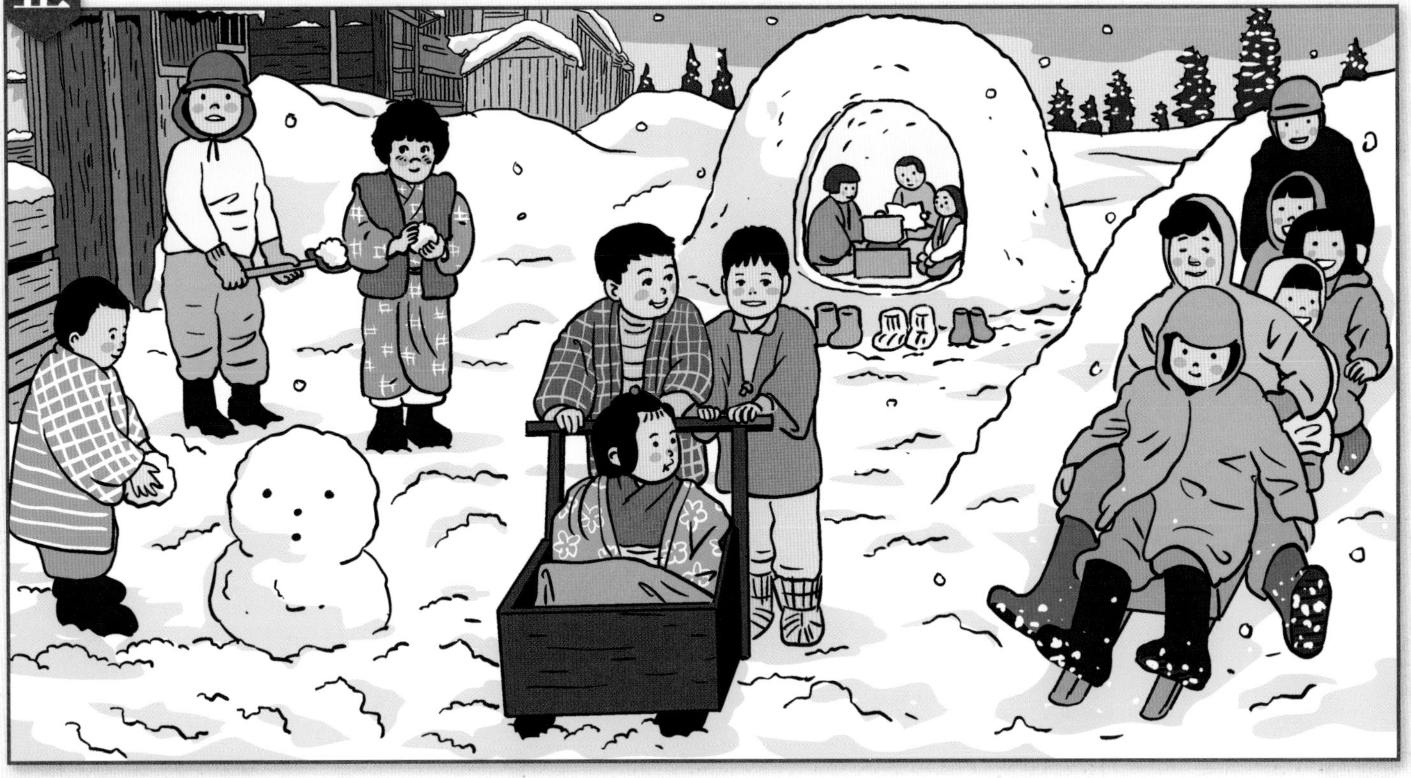

誤　**間違いは7つ。1分で探しましょう。**

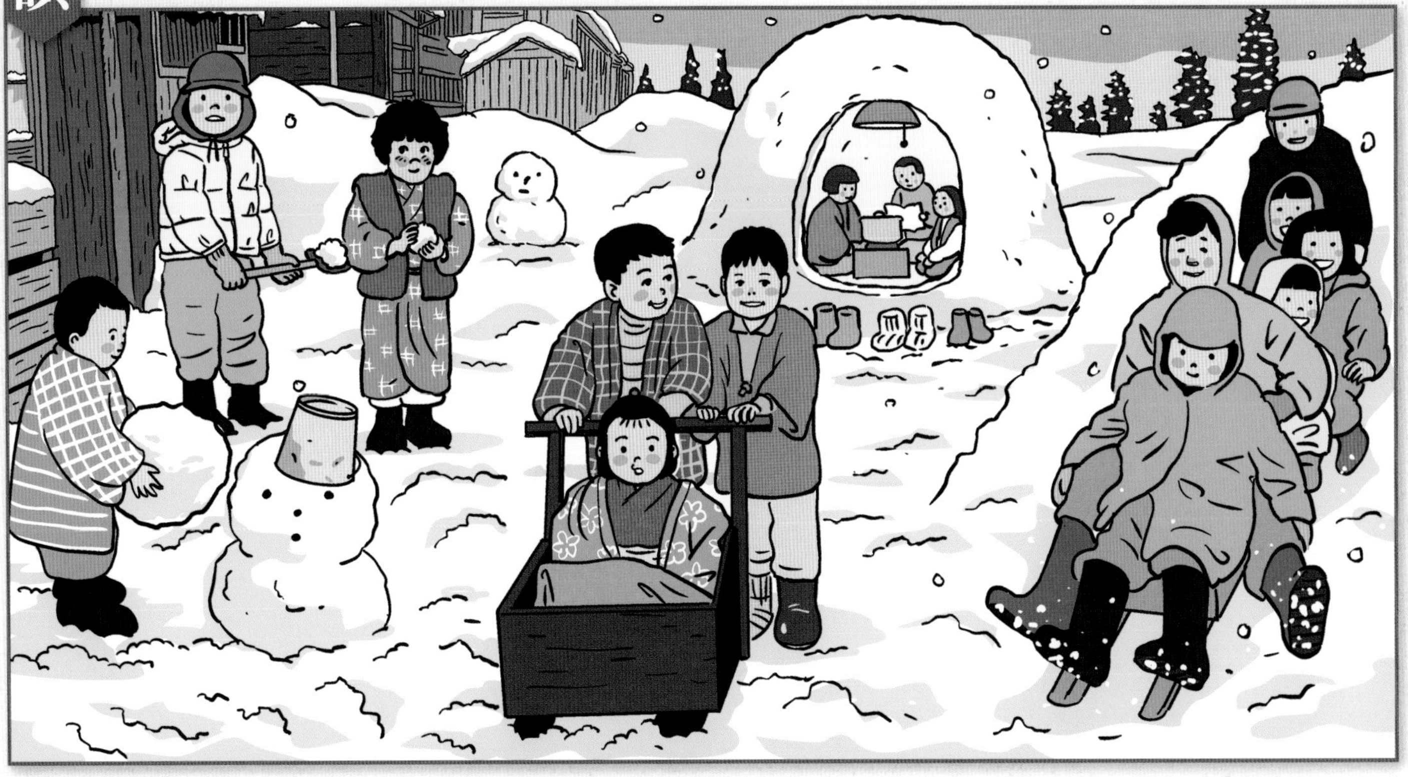

➡解答は65ページ

⑯ 柱時計

ボーン、ボーンという音で時刻を知らせてくれる柱時計。夜中でも鳴っていました。当時はゼンマイ式だったため、１週間に１度巻かないと時間が止まってしまいます。ゼンマイ係を決めていた家庭もあったようです。

1分で見つけた数	個
全部見つけるまでの時間	分　秒

正

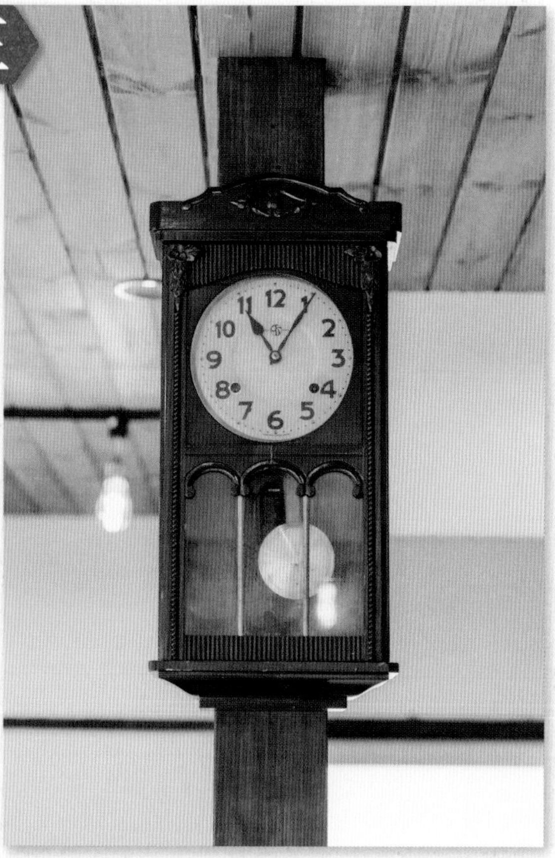

誤

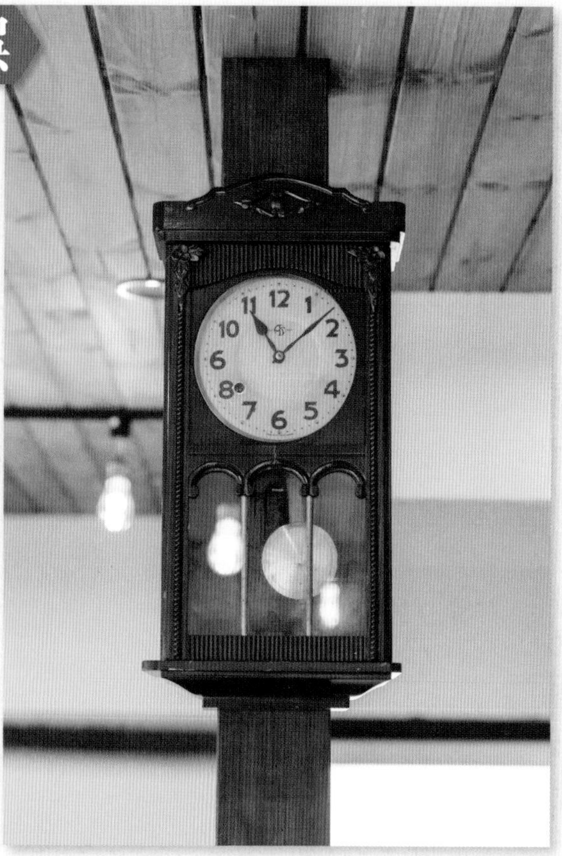

間違いは7つ。1分で探しましょう。

➡解答は66ページ

⑰ 電信柱

道端でよく見かけた電信柱はボカスギと呼ばれる木材が主流でした。電信柱にはアルミ傘をつけた街路灯がついていましたが、現在のように道全体を照らすほどの明るさはなく、夜道を歩くときは心細かったものです。

1分で見つけた数	個
全部見つけるまでの時間	分　秒

正

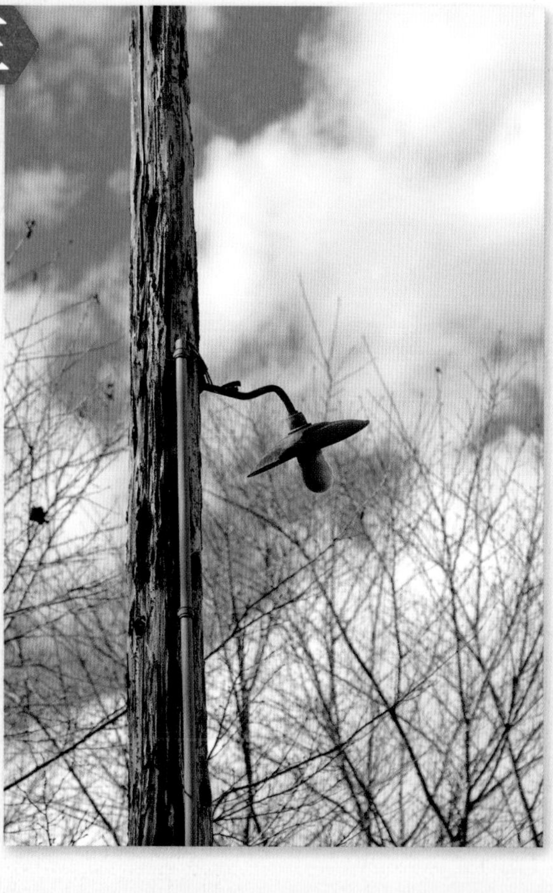

誤

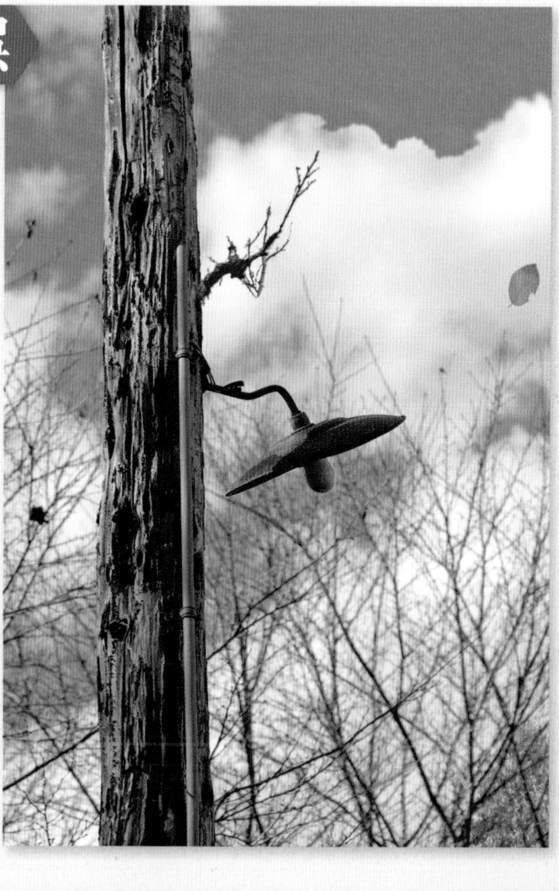

間違いは7つ。1分で探しましょう。

➡解答は66ページ

18 給食

学校の給食は毎日の楽しみの1つ。特に好物のおかずが出る日は、憂うつな授業も頑張れました。たまに、パンやおかずが余ると、おかわりをかけた盛大なジャンケン大会が開かれるケースもありました。

1分で見つけた数	個
全部見つけるまでの時間	分　秒

正

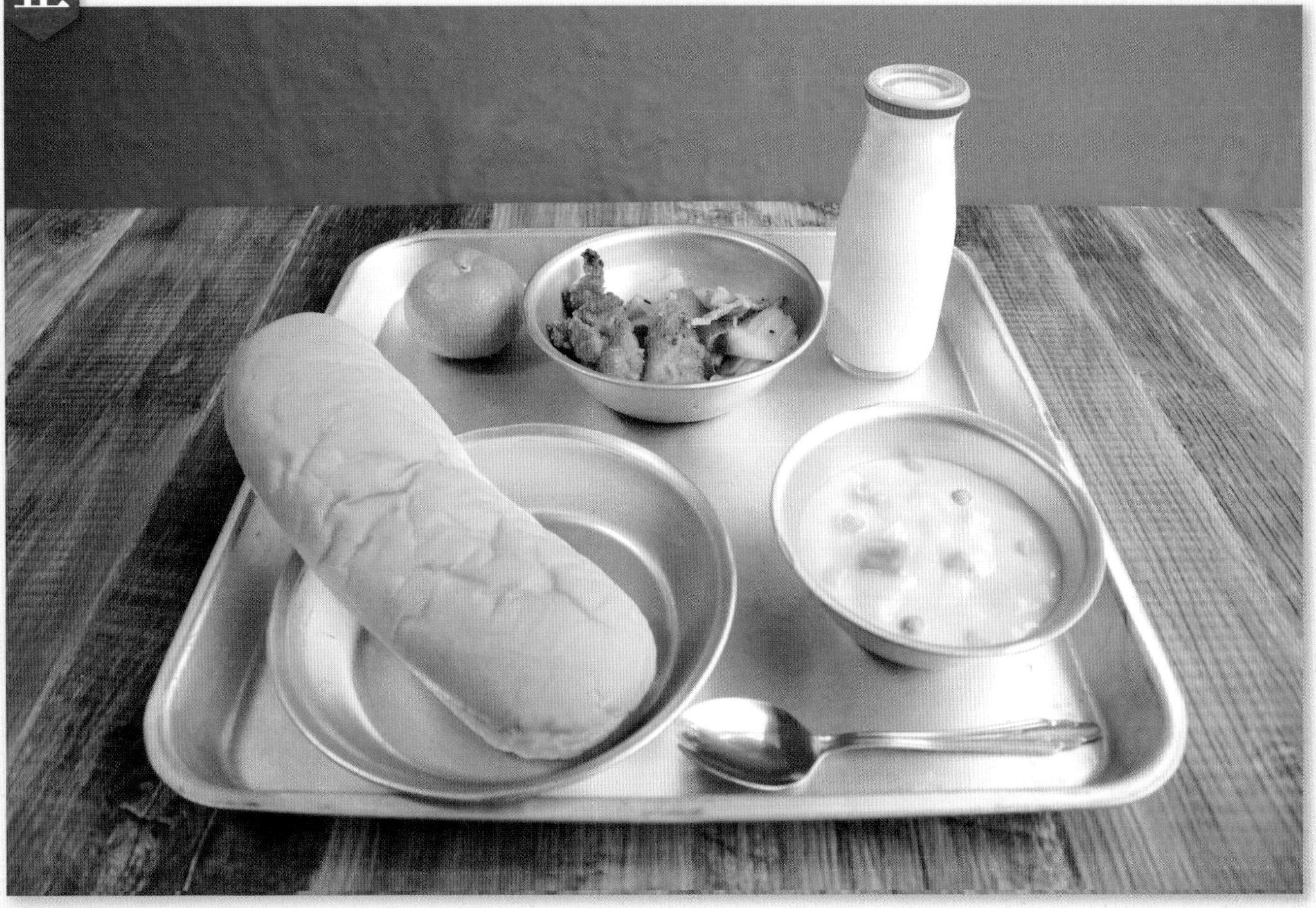

誤 間違いは7つ。1分で探しましょう。

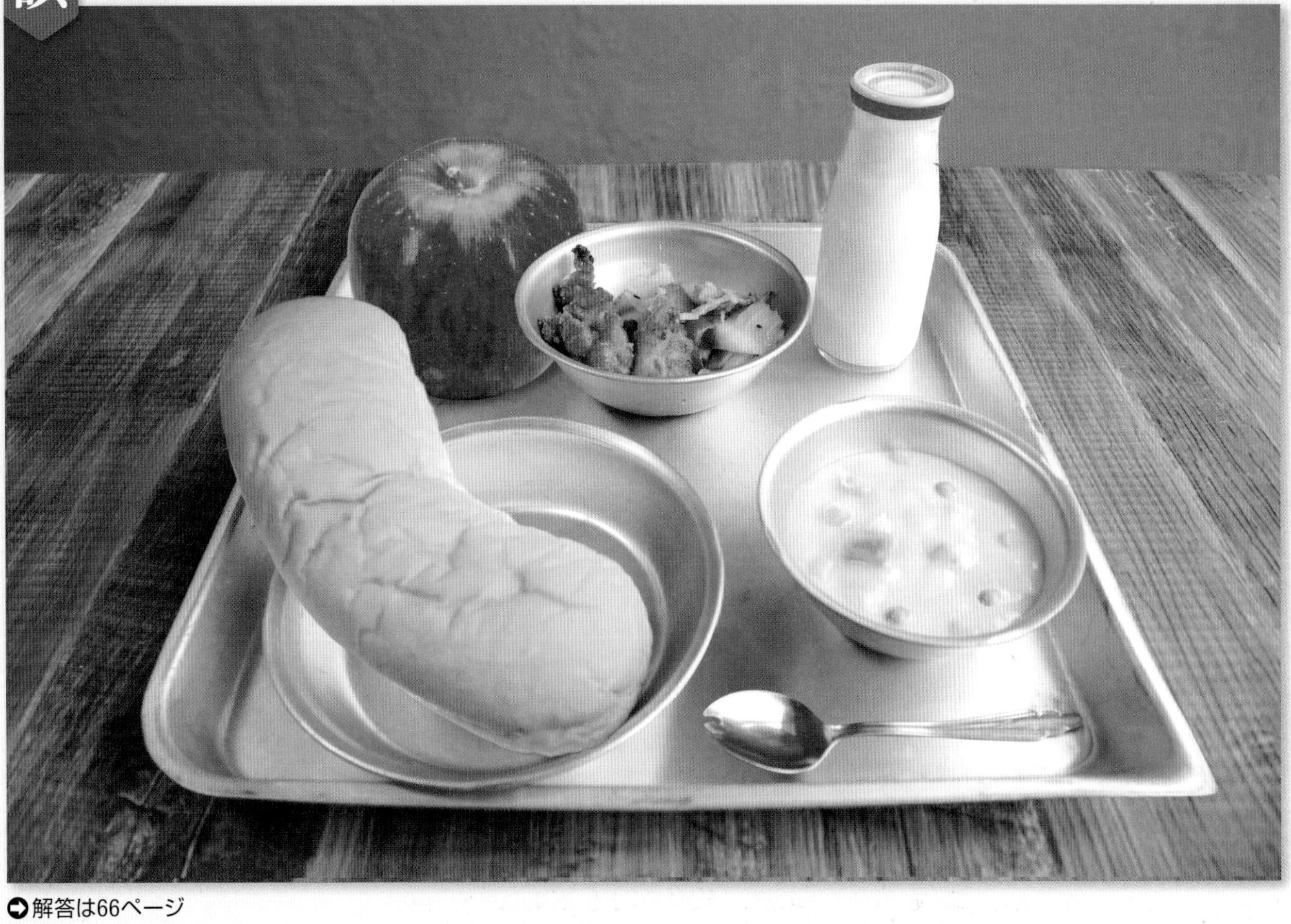

➡解答は66ページ

19 ラジオ

昭和の家の高い場所に鎮座していた電化製品のラジオ。野球やニュース、音楽と毎日の暮らしにたくさんの娯楽を与えてくれました。天気が悪いと電波が届かず、聞き取りづらいときもありました。

1分で見つけた数	個
全部見つけるまでの時間	分　秒

正

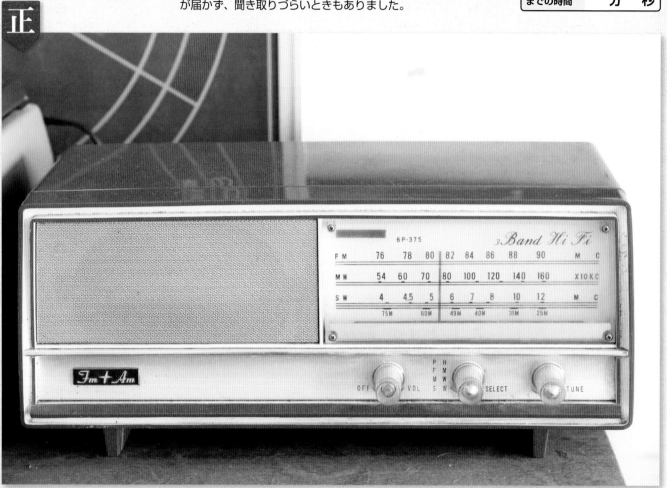

誤　**間違いは7つ。1分で探しましょう。**

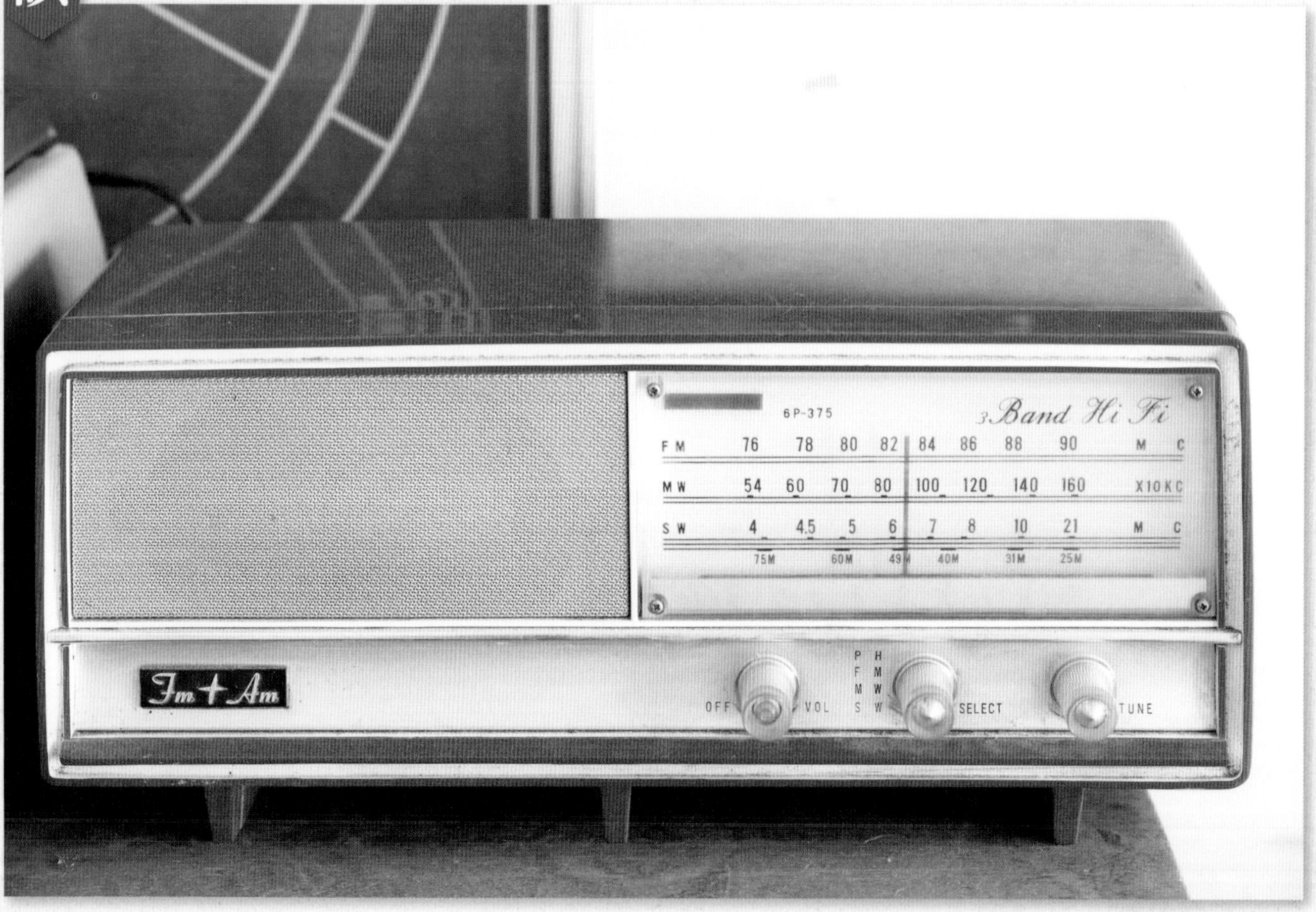

➡解答は66ページ

20 キッチンテーブル

1955年ころから増えはじめた団地のキッチン。少し洋風がまじったような造りになっていて、新婚主婦の憧れでした。イスやテーブルも今見るとまだ少しこぢんまりとしています。

1分で見つけた数	個
全部見つけるまでの時間	分　秒

正

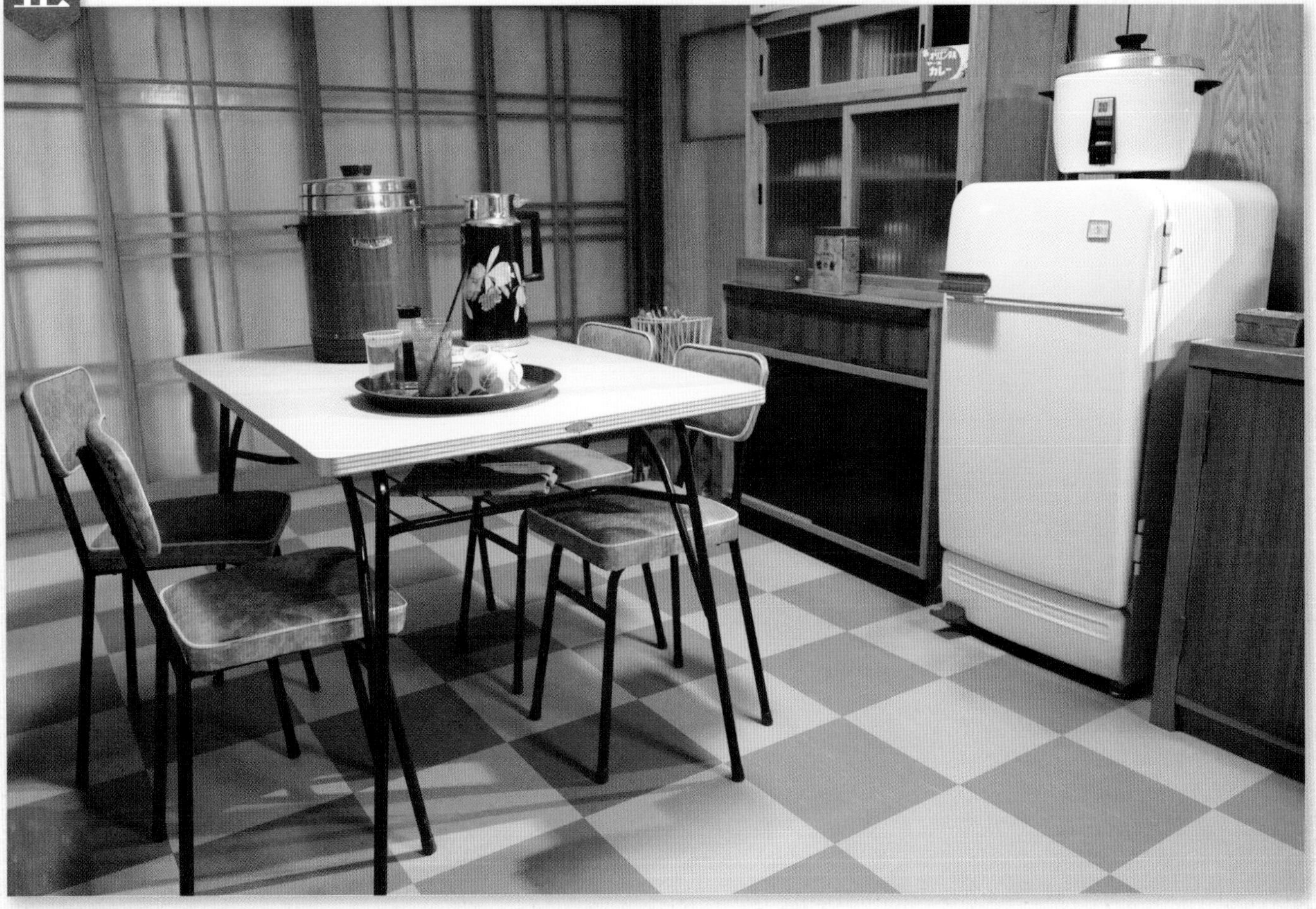

誤　間違いは7つ。1分で探しましょう。

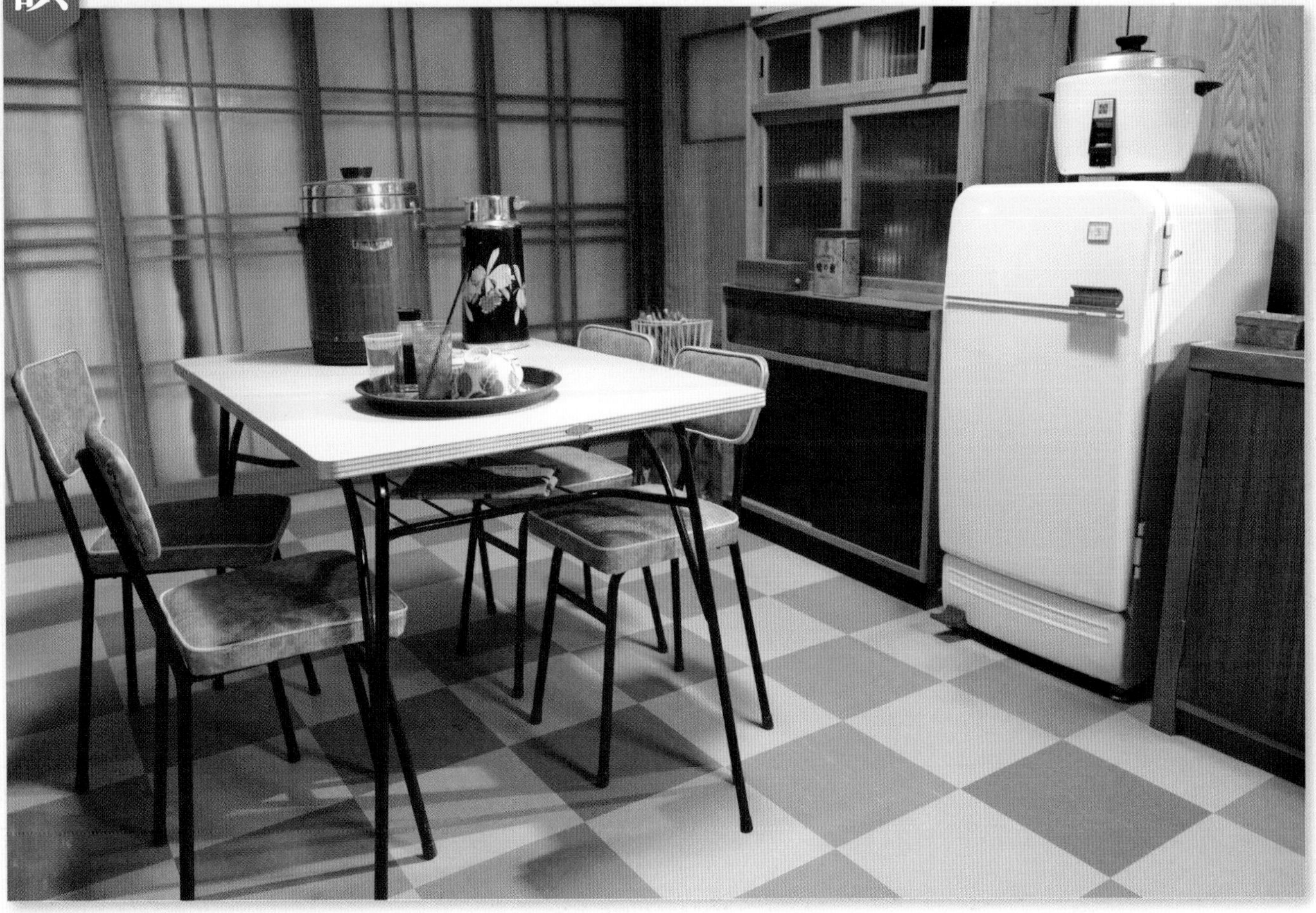

➡解答は66ページ

㉑ 運動会

運動会の中でも特に盛り上がる競技が徒競走とリレーです。男の子は少しでも足が速くなるようにと、足に輪ゴムを巻いてみたり、はだしになって挑んだりする子もいました。みんな真剣そのもの。

1分で見つけた数	個
全部見つけるまでの時間	分　秒

正

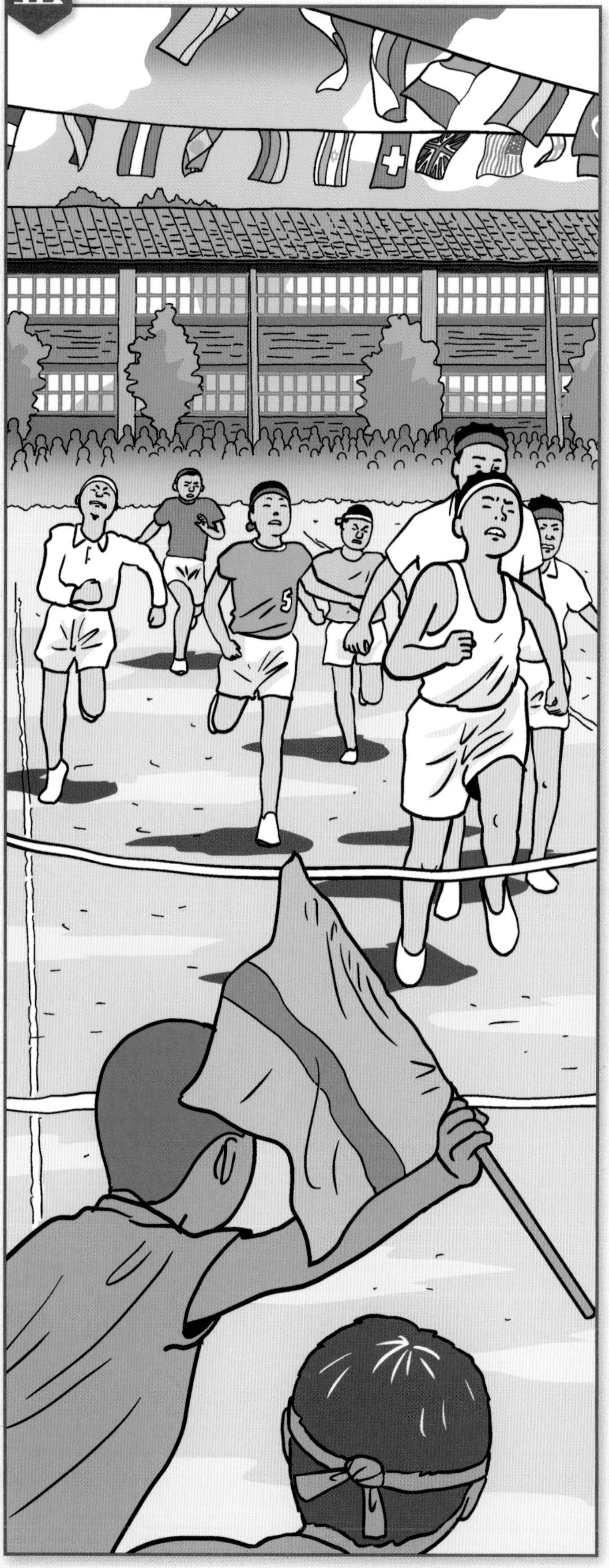

誤　間違いは7つ。1分で探しましょう。

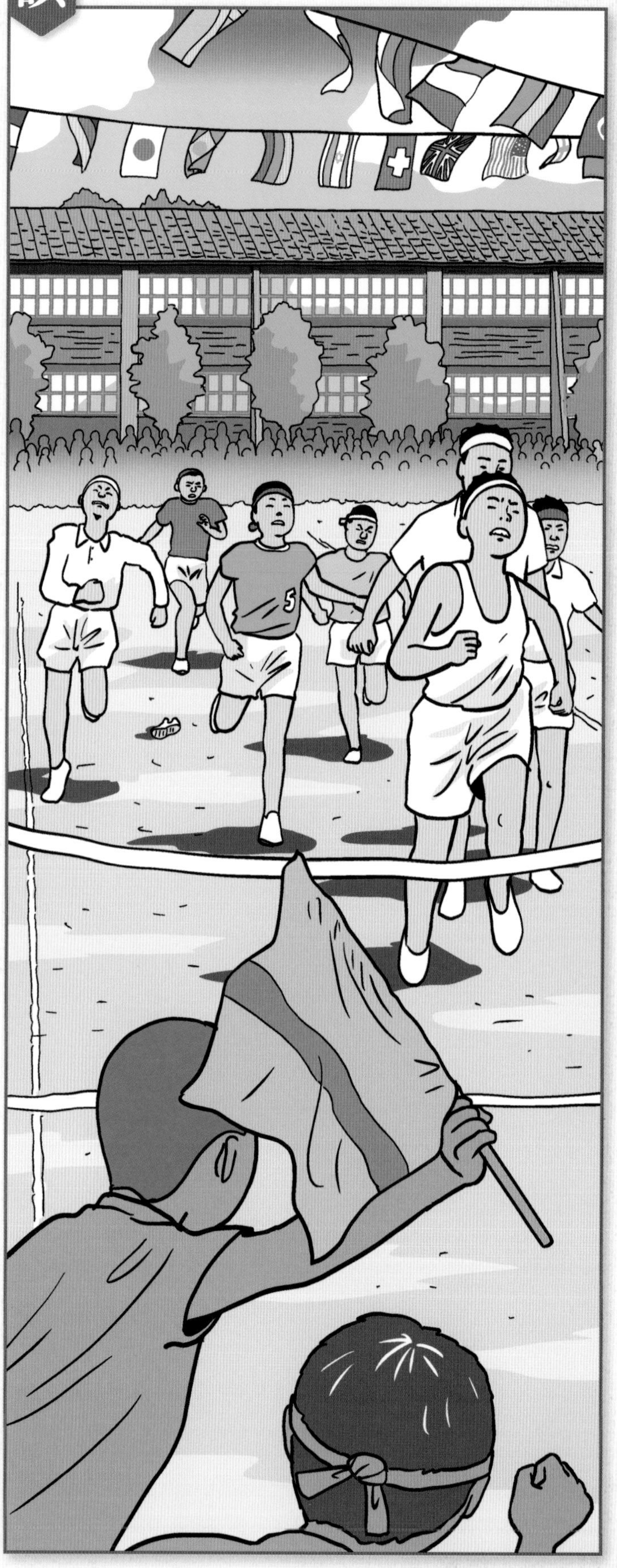

➡解答は66ページ

㉒ お誕生日会

クラスの友達から手作りの招待状をもらって参加したお誕生日会。ゲームをしたり、ケーキを食べたりしてみんなでワイワイ盛り上がります。プレゼントを渡すときは喜んでもらえるか少し緊張したものです。

1分で見つけた数	個
全部見つけるまでの時間	分　秒

正

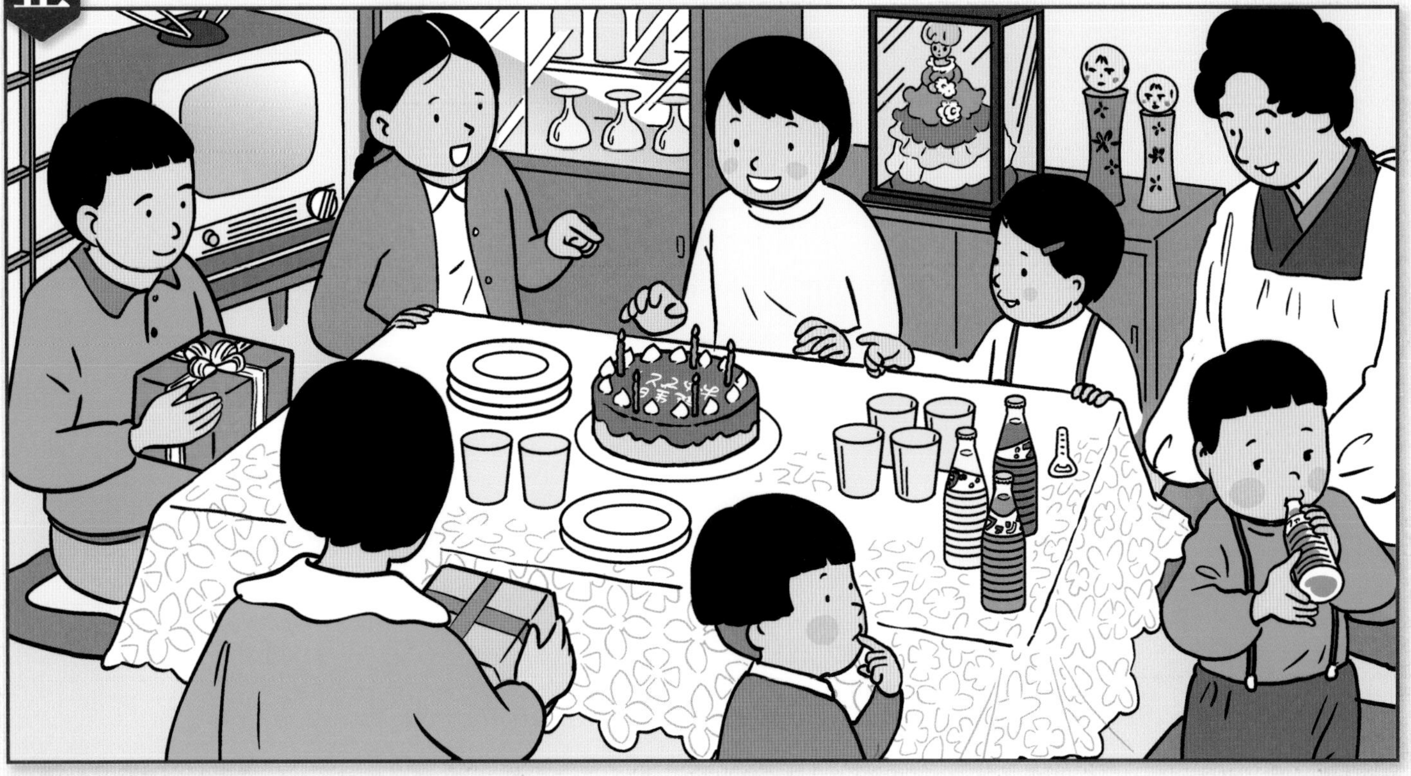

誤　**間違いは7つ。1分で探しましょう。**

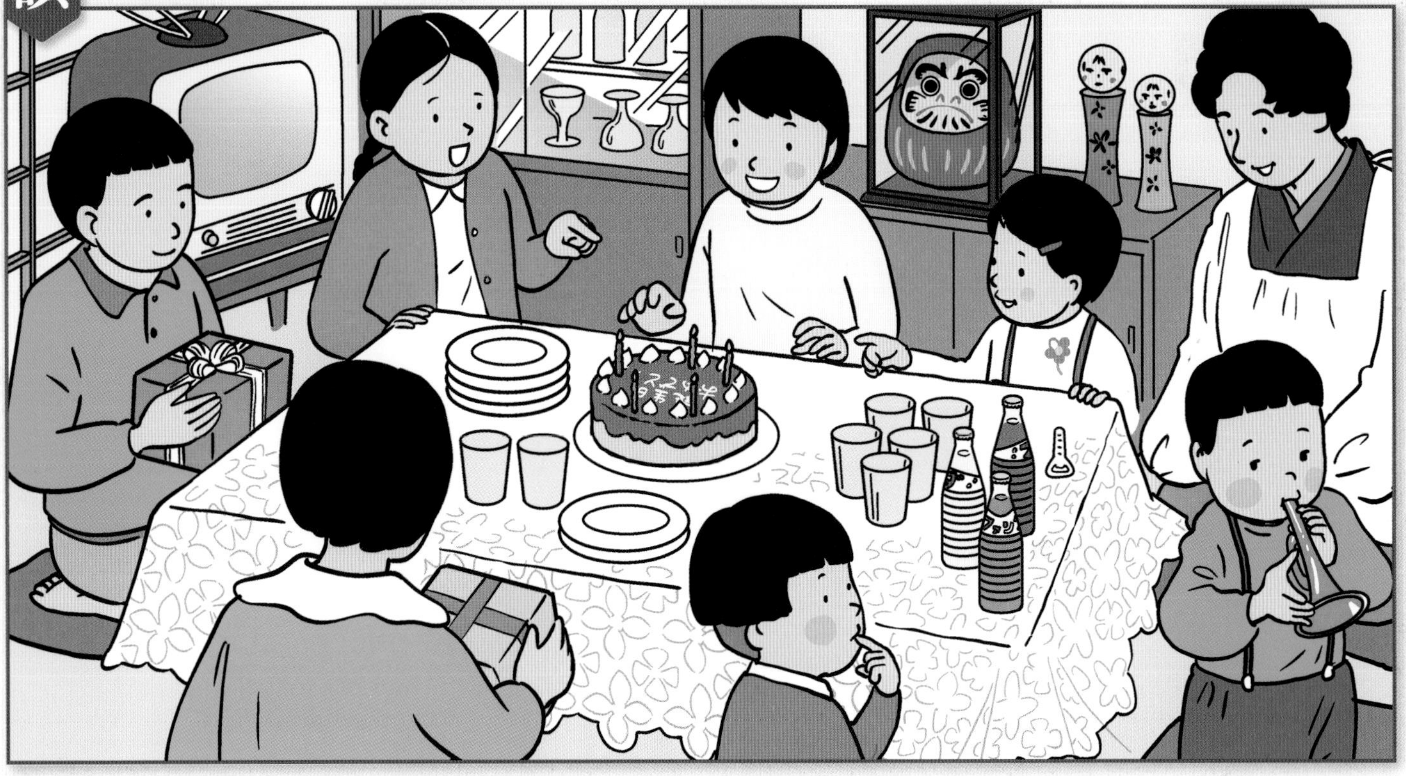

➡解答は66ページ

㉓ ボンネットバス

坂道や雪道を難なく進むボンネットバス。排気ガスがすごかったけど、力強い走りでした。うっかり通学定期を忘れて、運転手さんにしかられましたが、そのまま降ろしてくれました。

1分で見つけた数	個
全部見つけるまでの時間	分　秒

正

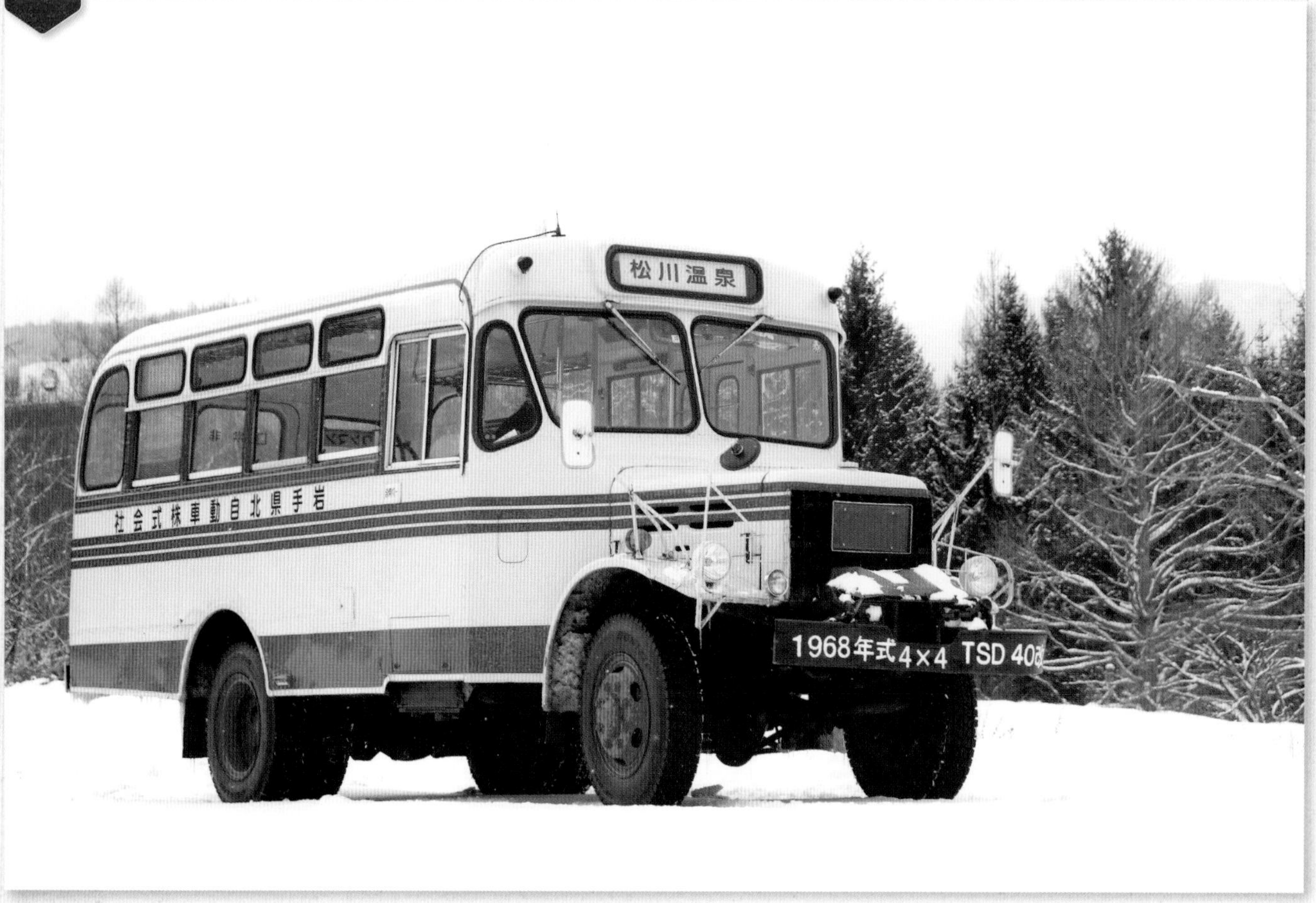

誤　間違いは7つ。1分で探しましょう。

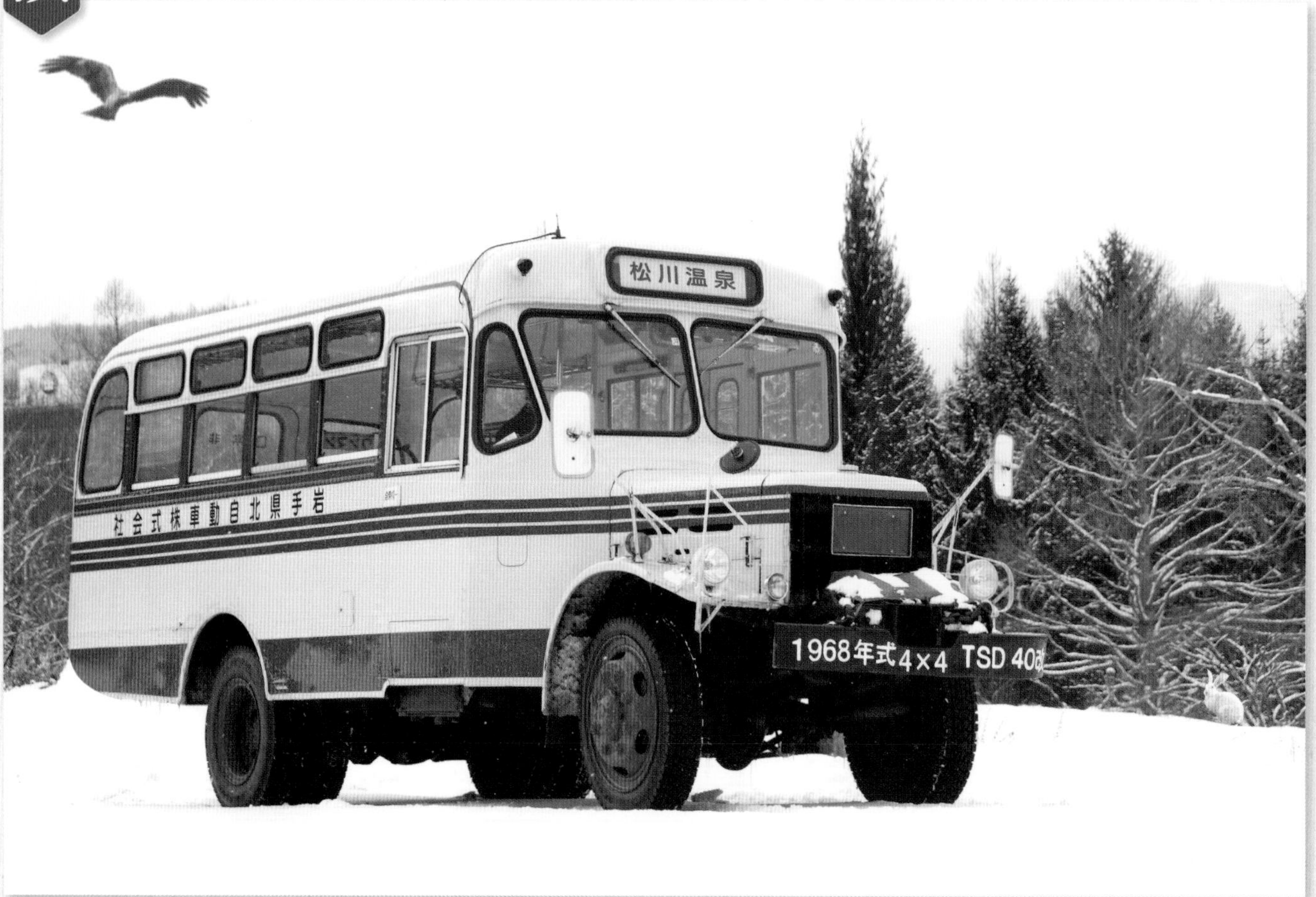

➡解答は66ページ

24 食品サンプル

中華屋さんの店先にあるおいしそうな食品サンプル。注文するとイメージと違った料理が出てくる残念なケースもありました。食品サンプルと思ってこっそり触ってみたらなんと本物で驚いたことも。

1分で見つけた数	個
全部見つけるまでの時間	分　秒

正

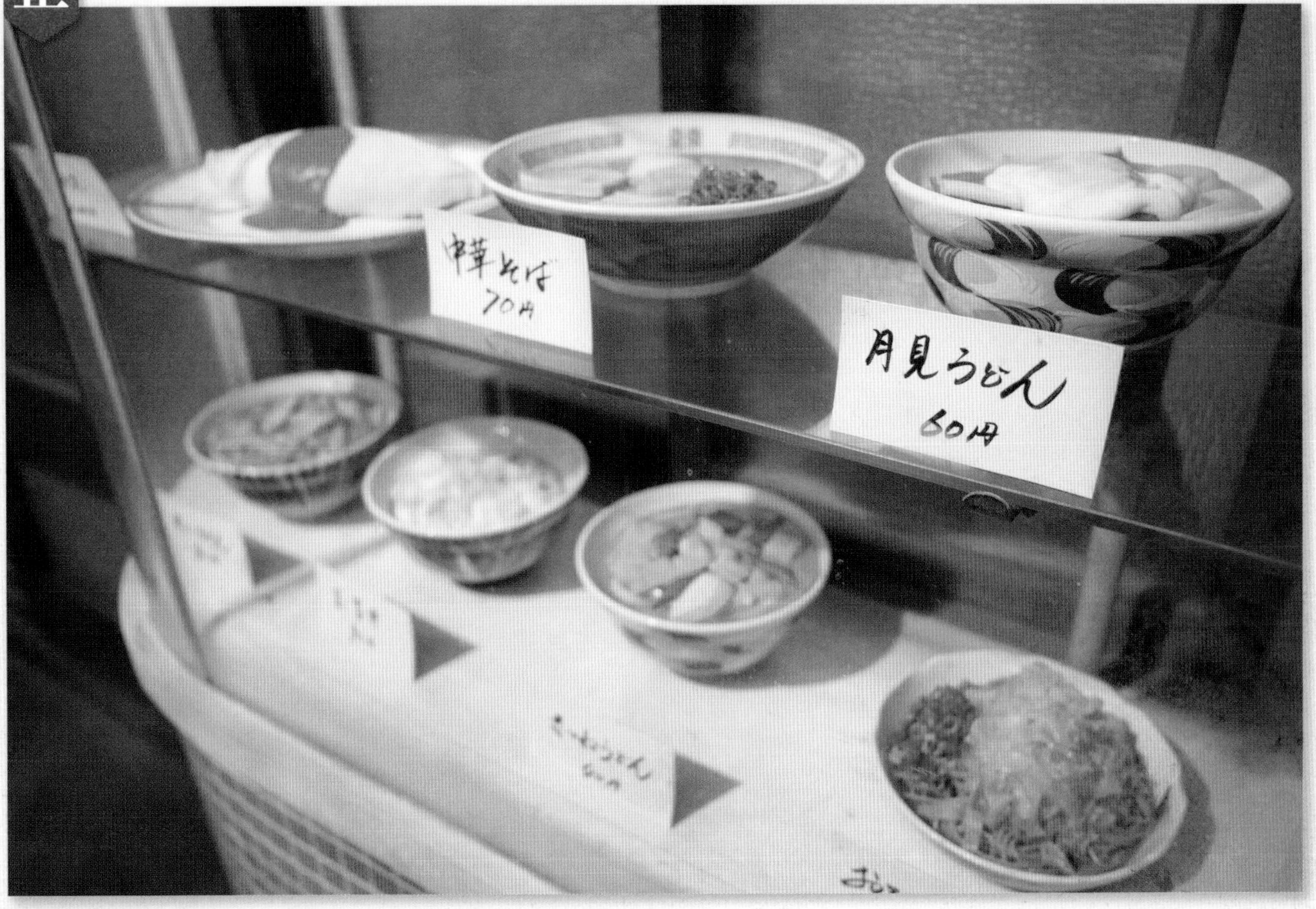

誤　**間違いは7つ。1分で探しましょう。**

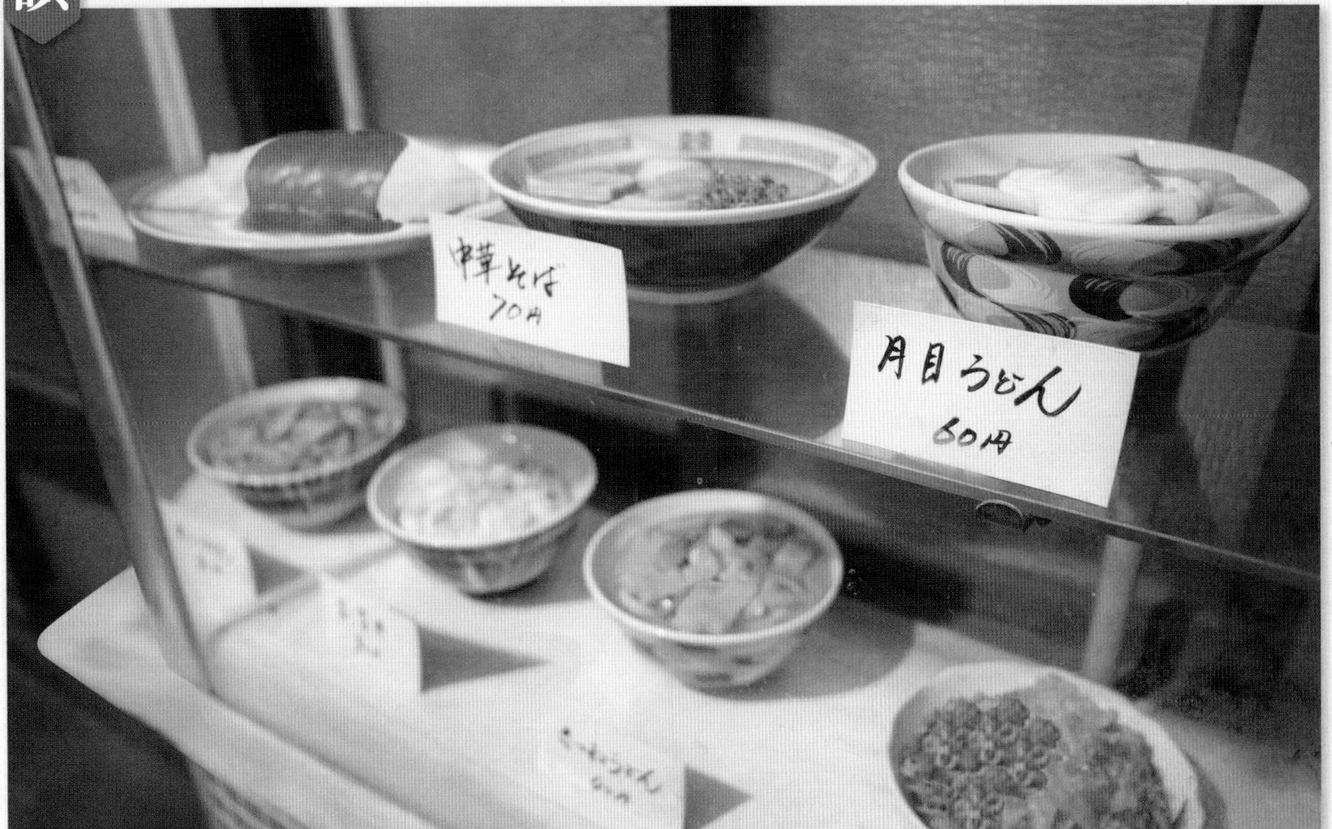

➡解答は67ページ

㉕アイロン

昭和初期のアイロンには温度調節がないため、主婦は感覚を頼りに使いこなしていました。また当時は、スチーマーがついていないので、蒸気が必要なときは霧吹きをしながらアイロンをかけていました。

1分で見つけた数	個
全部見つけるまでの時間	分　秒

正

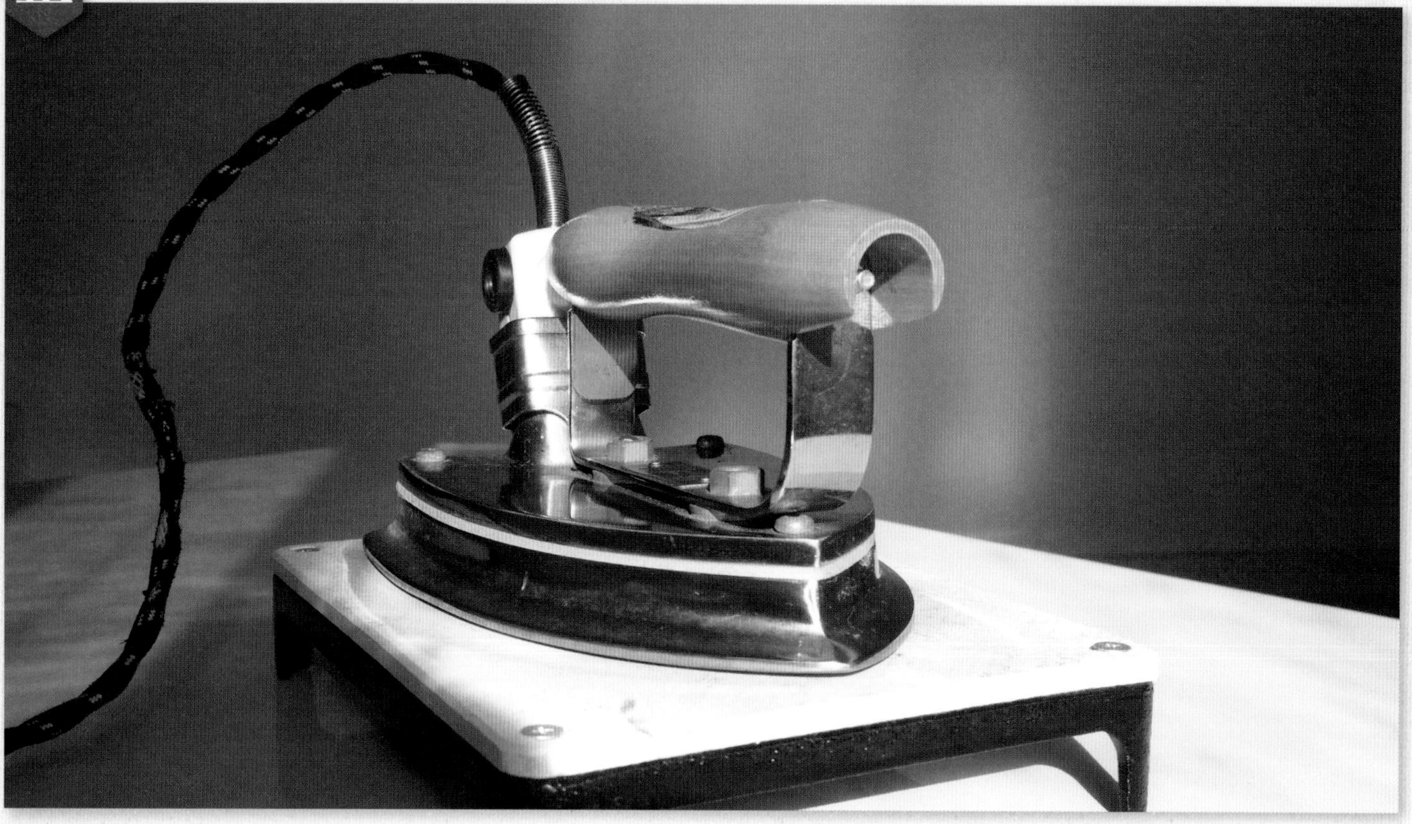

誤　**間違いは7つ。1分で探しましょう。**

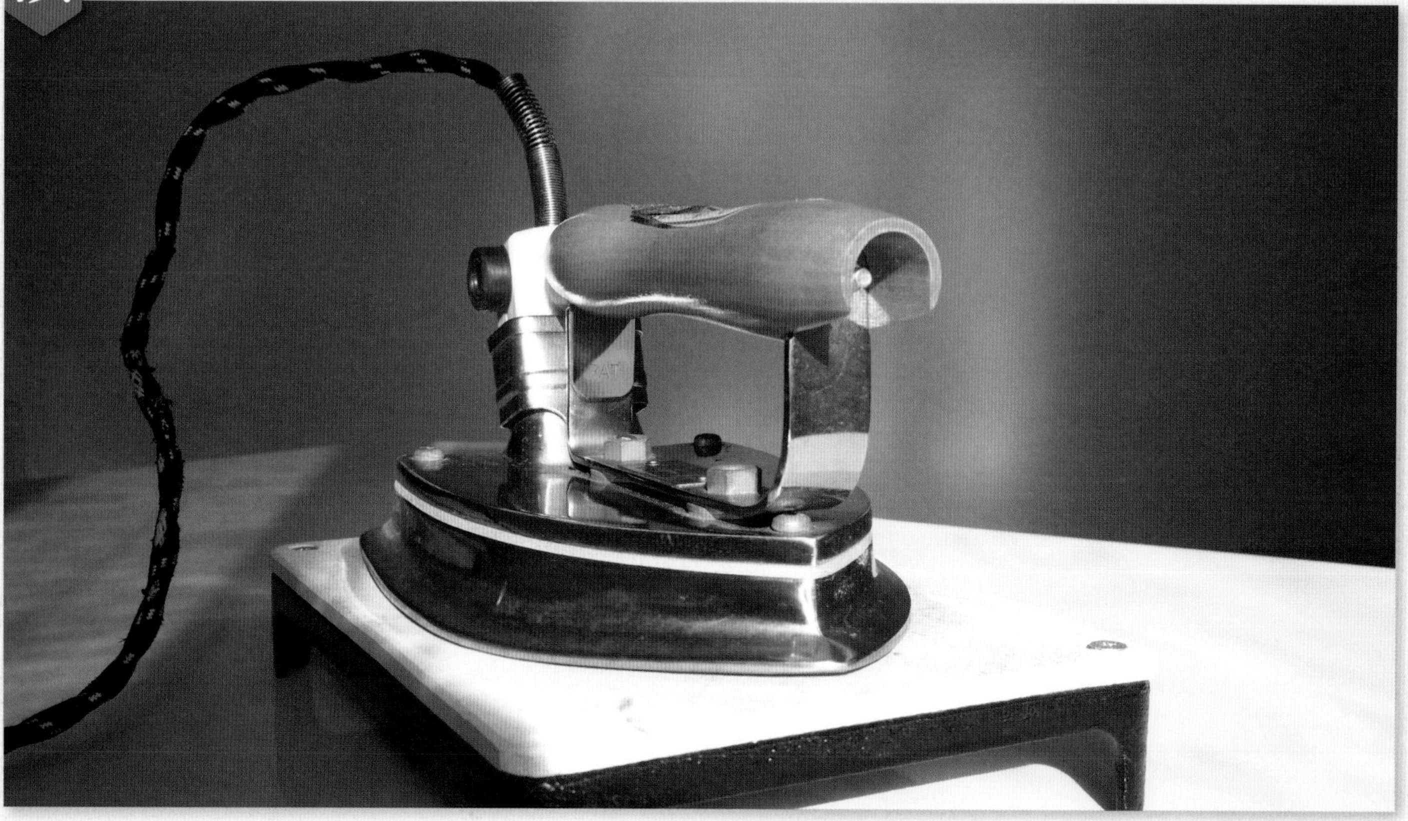

➡解答は67ページ

26 レトロ市役所

海外映画に出てきそうな西洋風のレトロな建物は、長野県の松本市営住宅上土団地。どっしりしたたたずまいに、懐かしさと威厳を感じます。旧市庁舎がモデルだそうです。

1分で見つけた数	個
全部見つけるまでの時間	分　秒

正

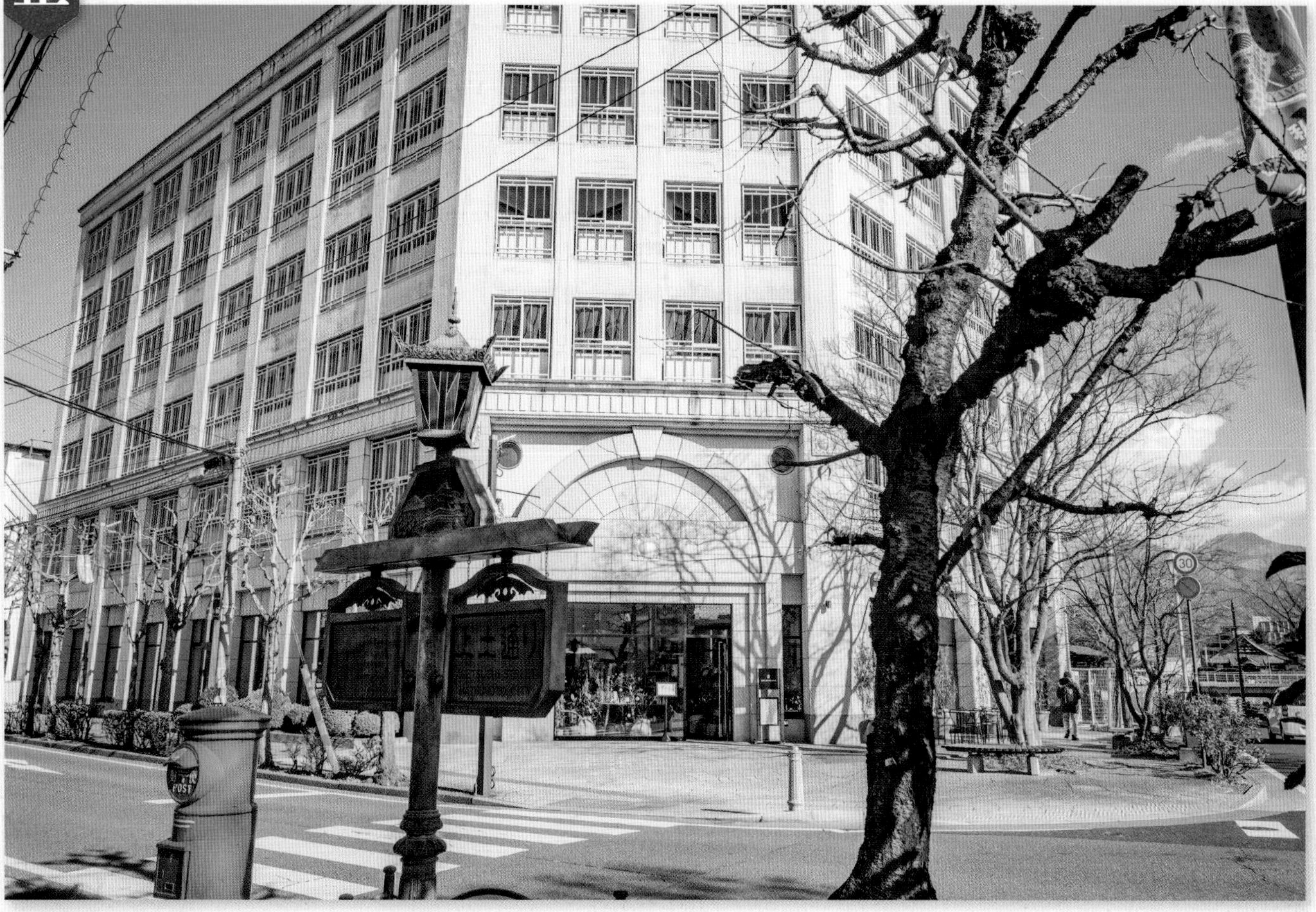

誤　**間違いは7つ。1分で探しましょう。**

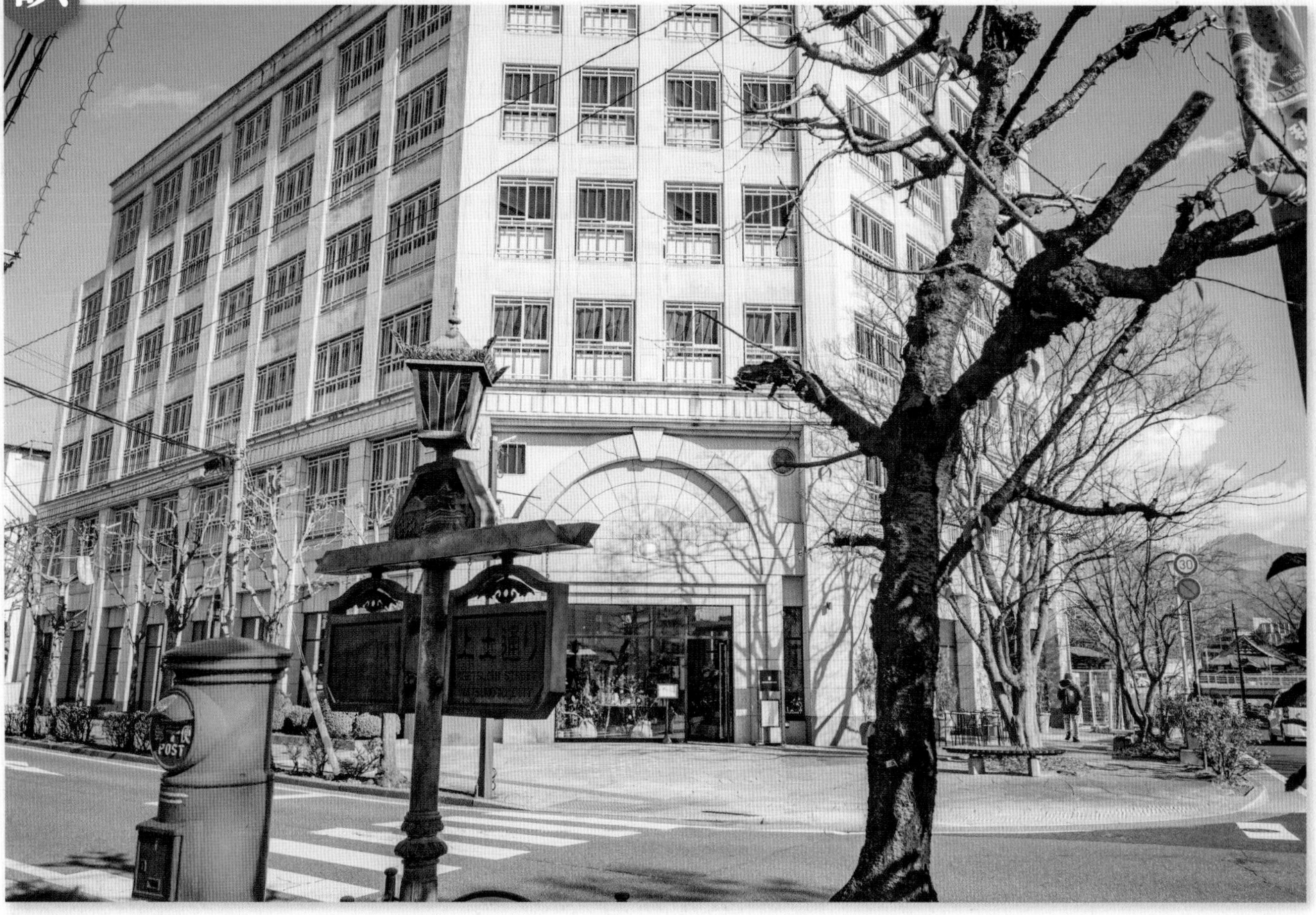

➡解答は67ページ

27 かわいいレトロ車

自家用車が普及し始めたころ、比較的安価であった軽自動車のスバル360は、丸みのある外観から「テントウムシ」という名称で親しまれました。当時の富士重工業の技術で作られた、今なお愛されている車です。

1分で見つけた数	個
全部見つけるまでの時間	分　秒

正

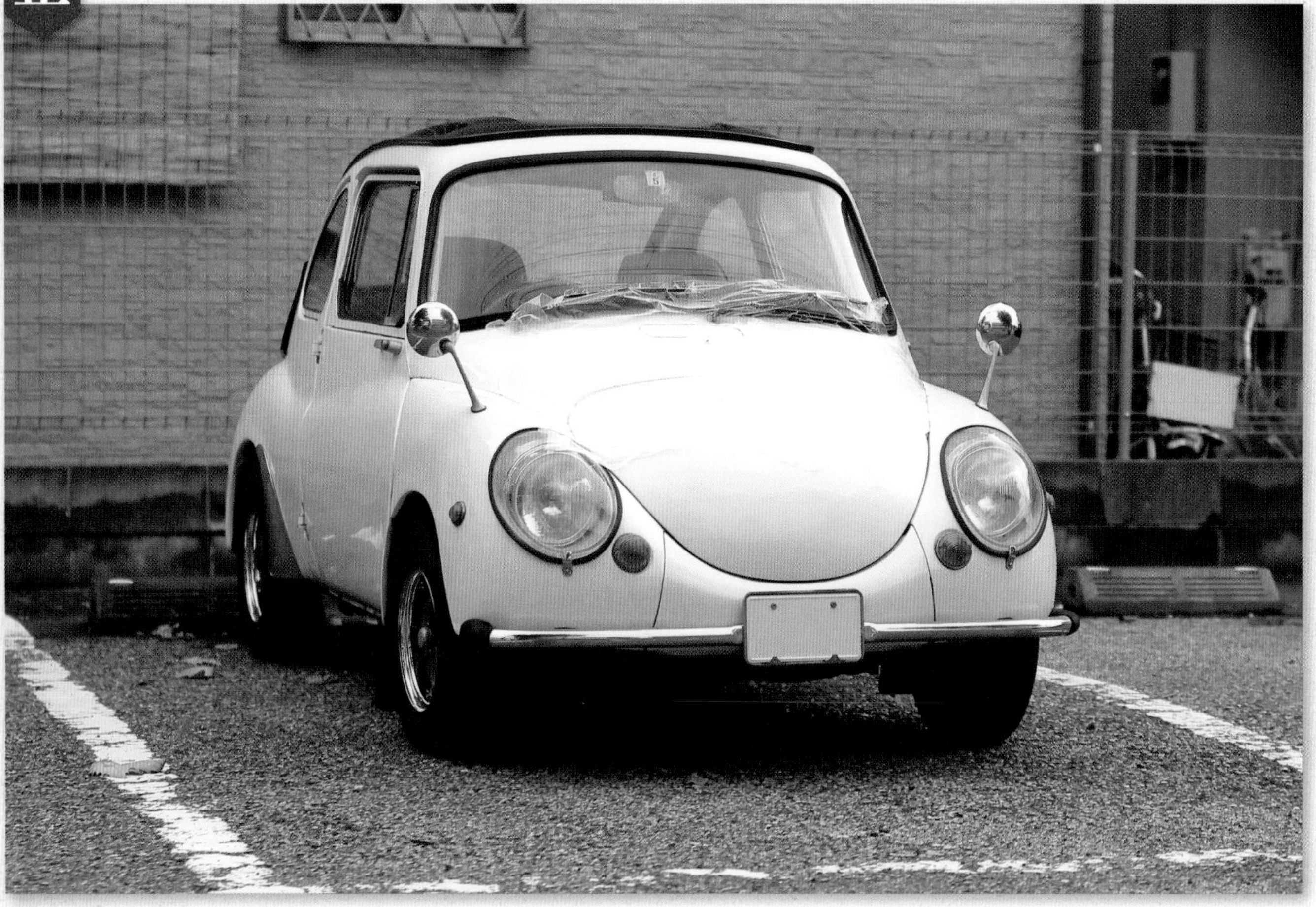

誤　間違いは7つ。1分で探しましょう。

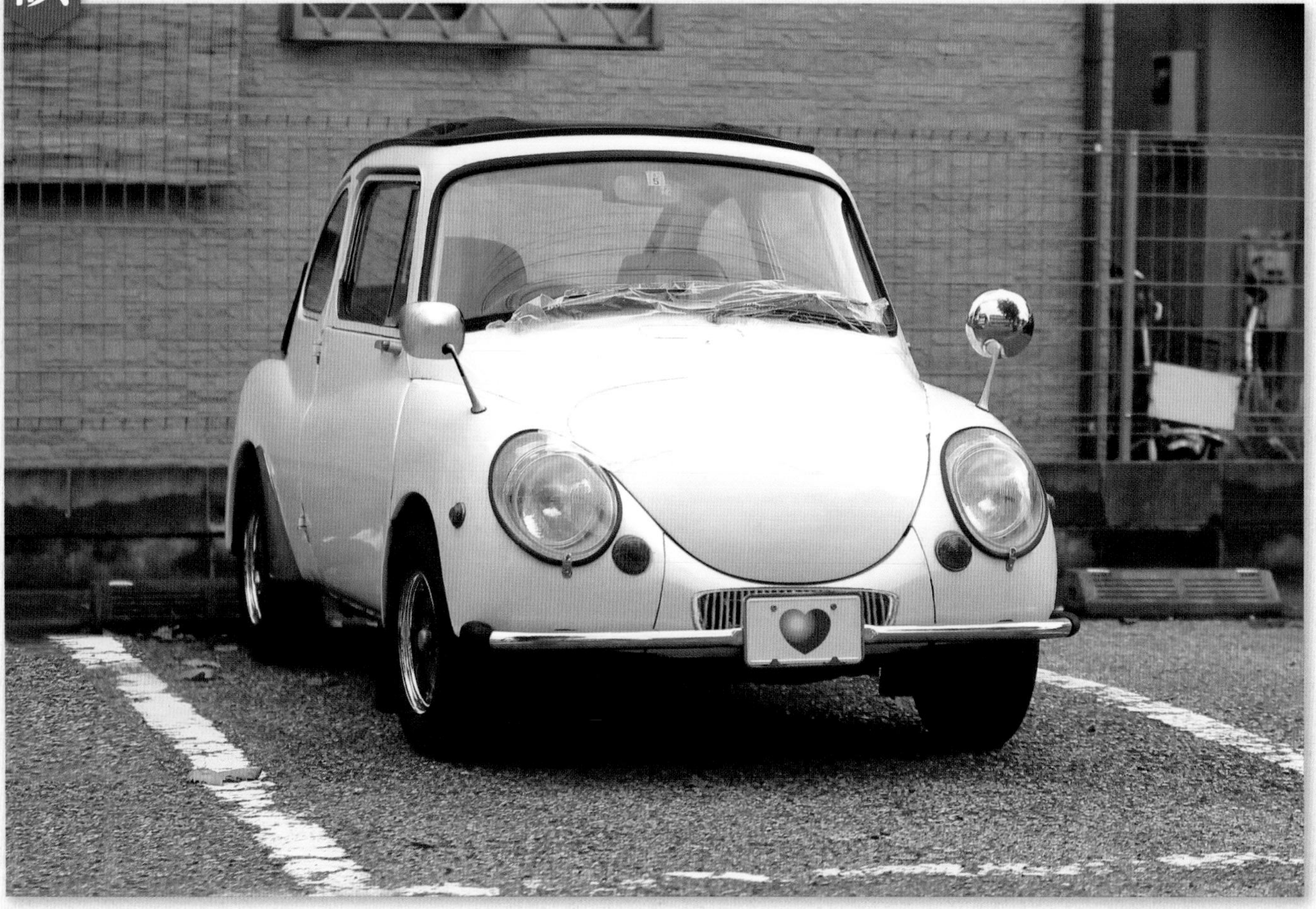

➡解答は67ページ

㉘ 看板

屋外用の金属製看板は、ほうろう看板と呼ばれています。酒や薬、飲み物など種類が豊富で町中で目にした人も多いでしょう。最近では、当時の情緒あるデザインに魅了されコレクションする収集家もいるそうです。

1分で見つけた数	個
全部見つけるまでの時間	分　秒

正

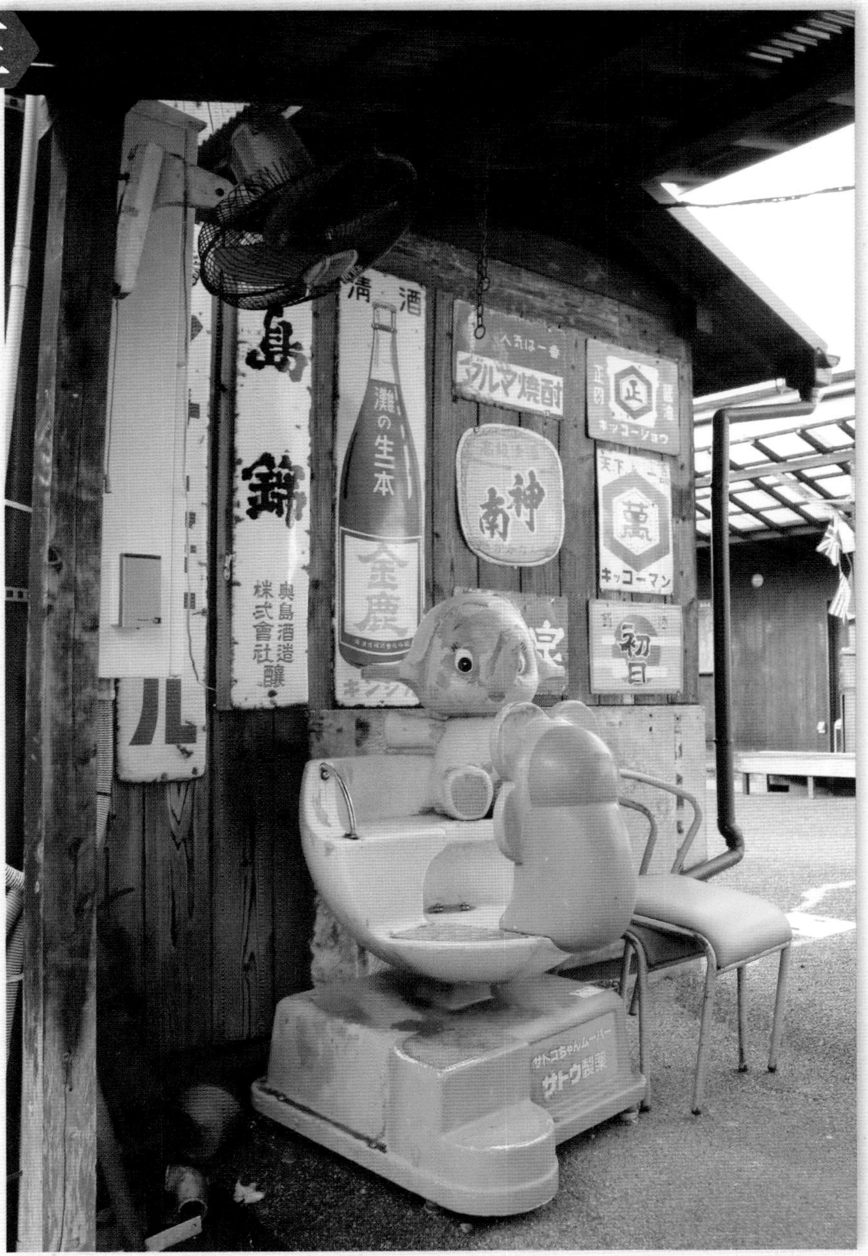

誤

間違いは7つ。1分で探しましょう。

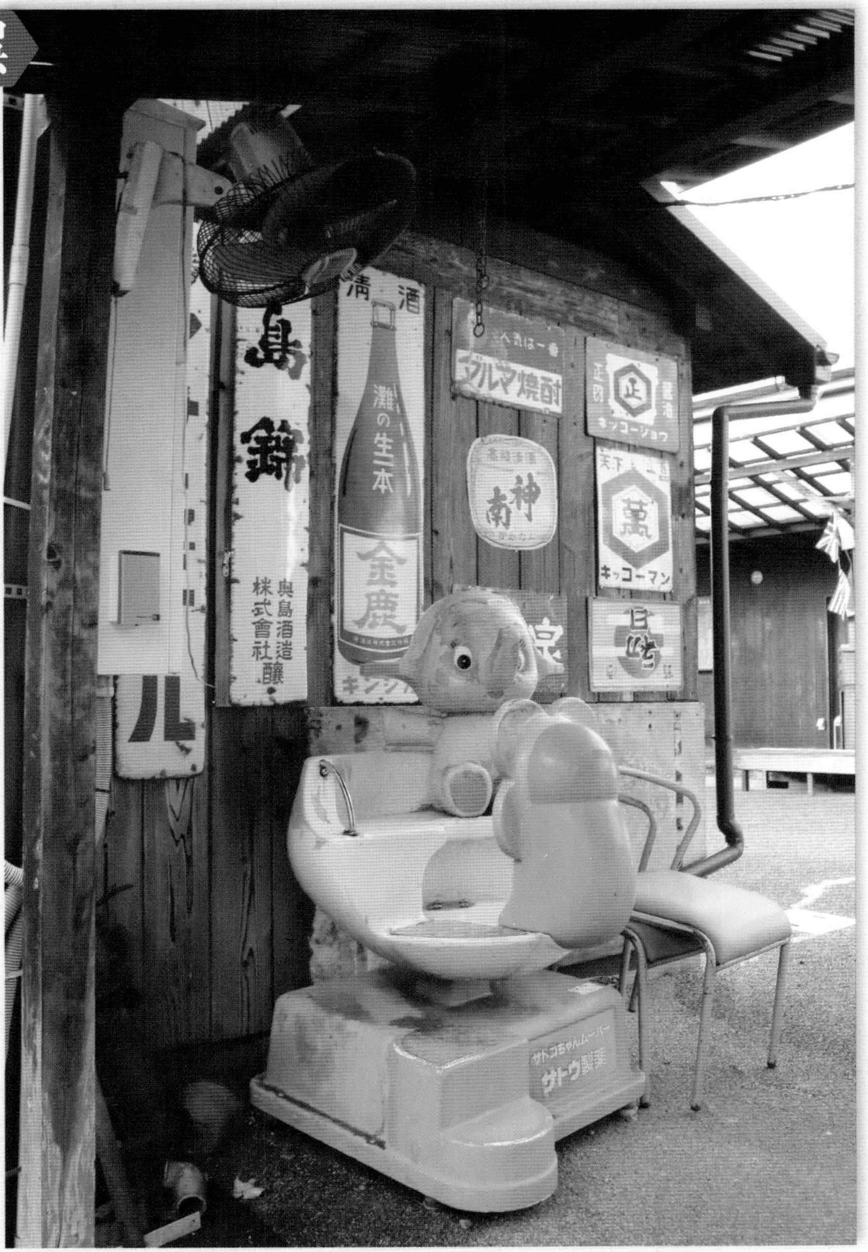

➡解答は67ページ

29 学芸会

演劇や音楽を披露する学芸会。演劇では、主人公が何人もいたり、木の役がいたりしました。本番でセリフをうっかり忘れてしまったときは、先生が後ろからコッソリ教えてくれるので安心でした。

1分で見つけた数	個
全部見つけるまでの時間	分　秒

正

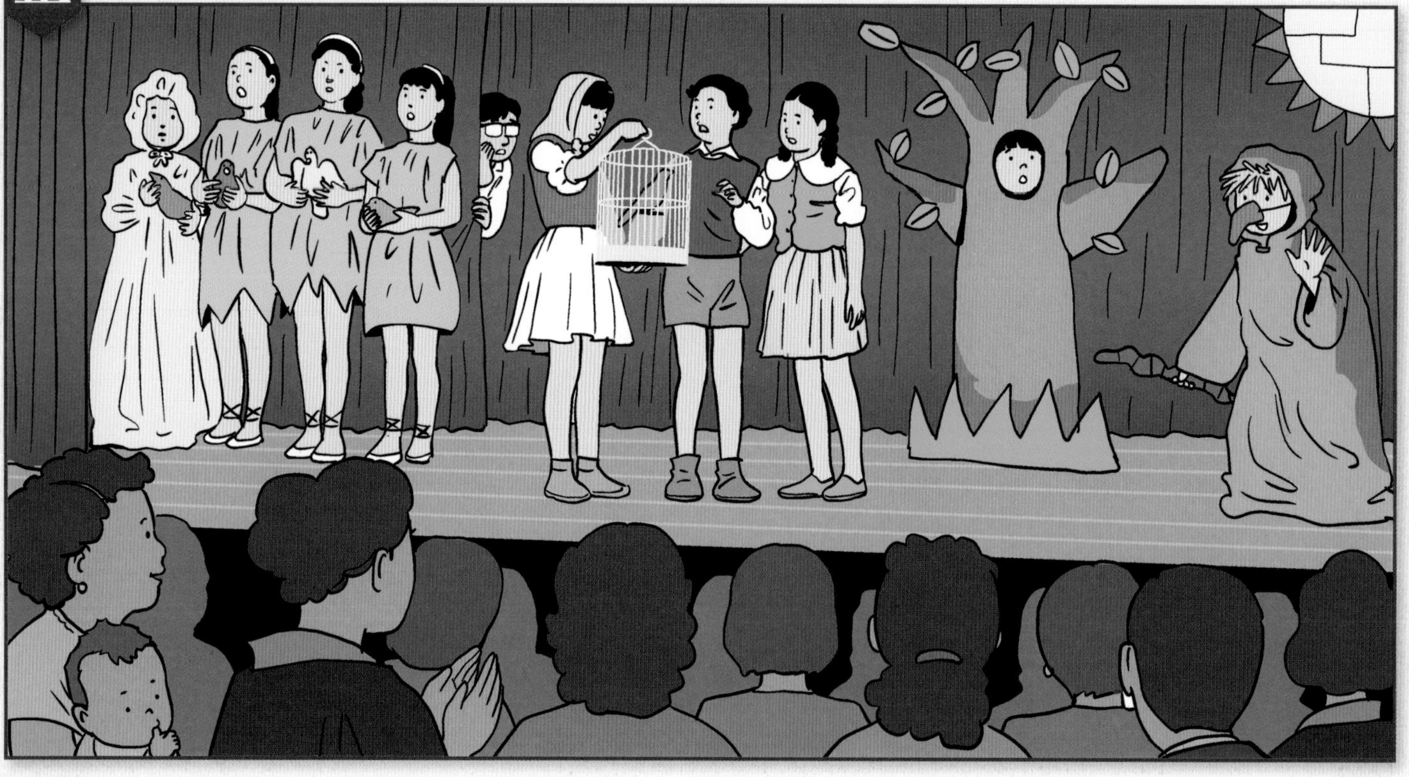

誤　間違いは7つ。1分で探しましょう。

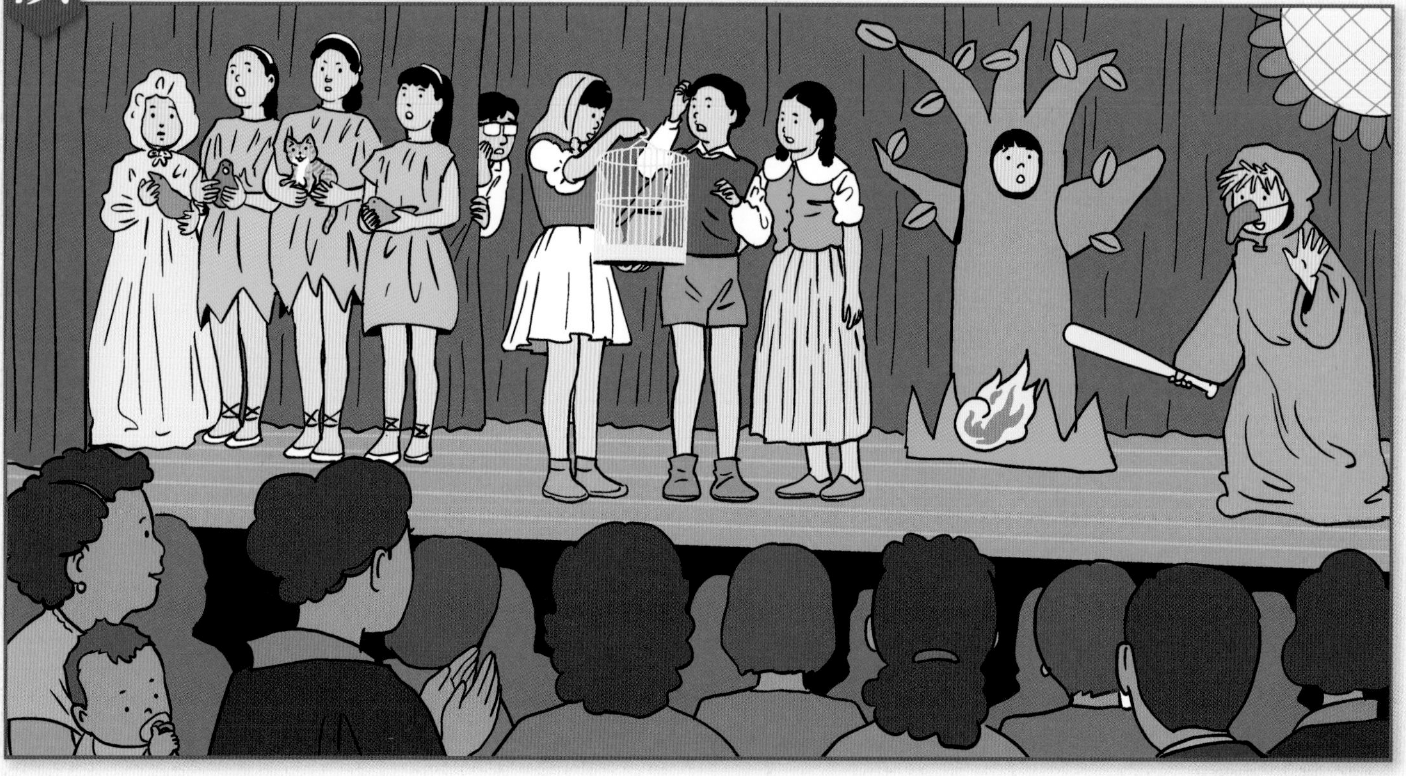

➡解答は67ページ

30 首都高開通

1962年12月に、京橋～芝浦間を結ぶ4.5㌔の首都高こと、首都高速道路が開通しました。開通後も、オリンピックに向けて区画はさらに拡大。都心への交通整備が一気に進んでいきました。

1分で見つけた数	個
全部見つけるまでの時間	分　秒

正

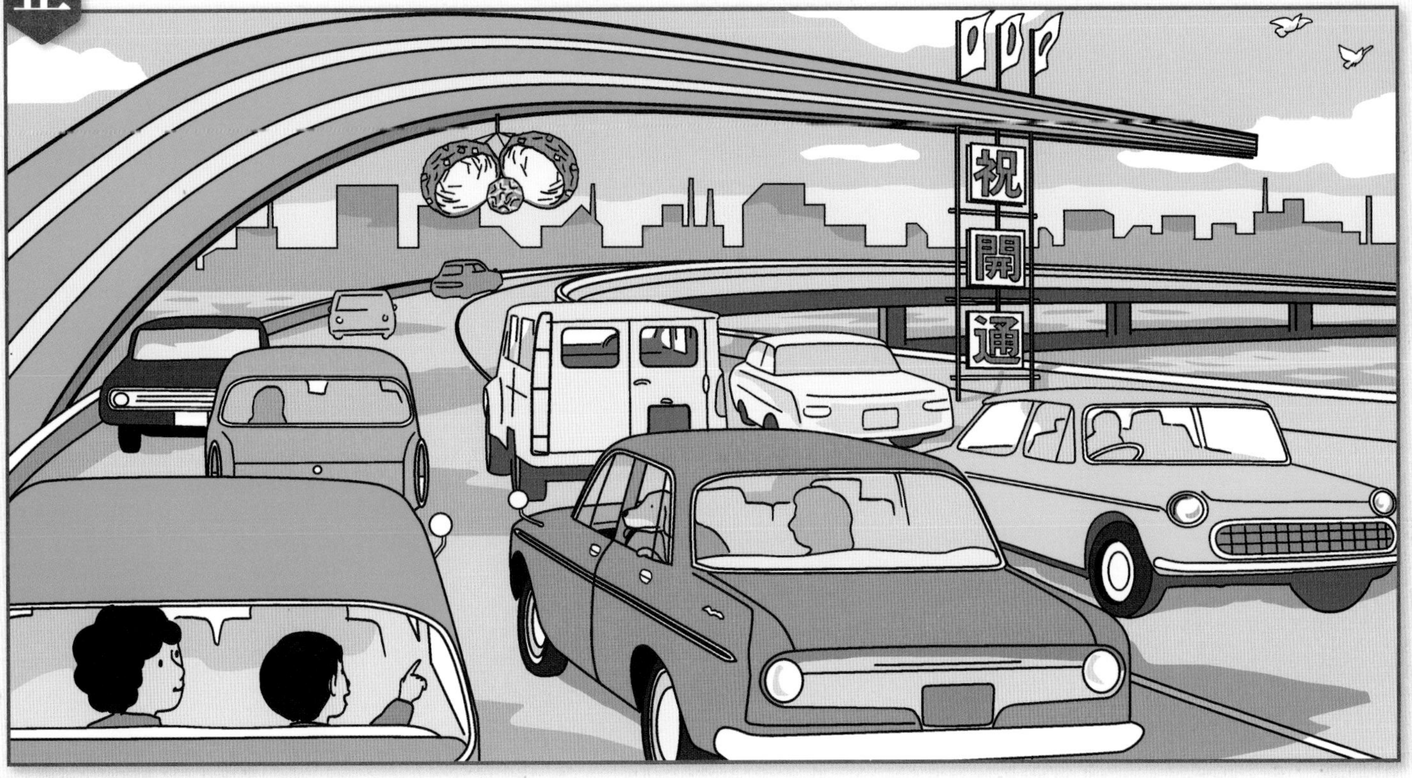

誤　間違いは7つ。1分で探しましょう。

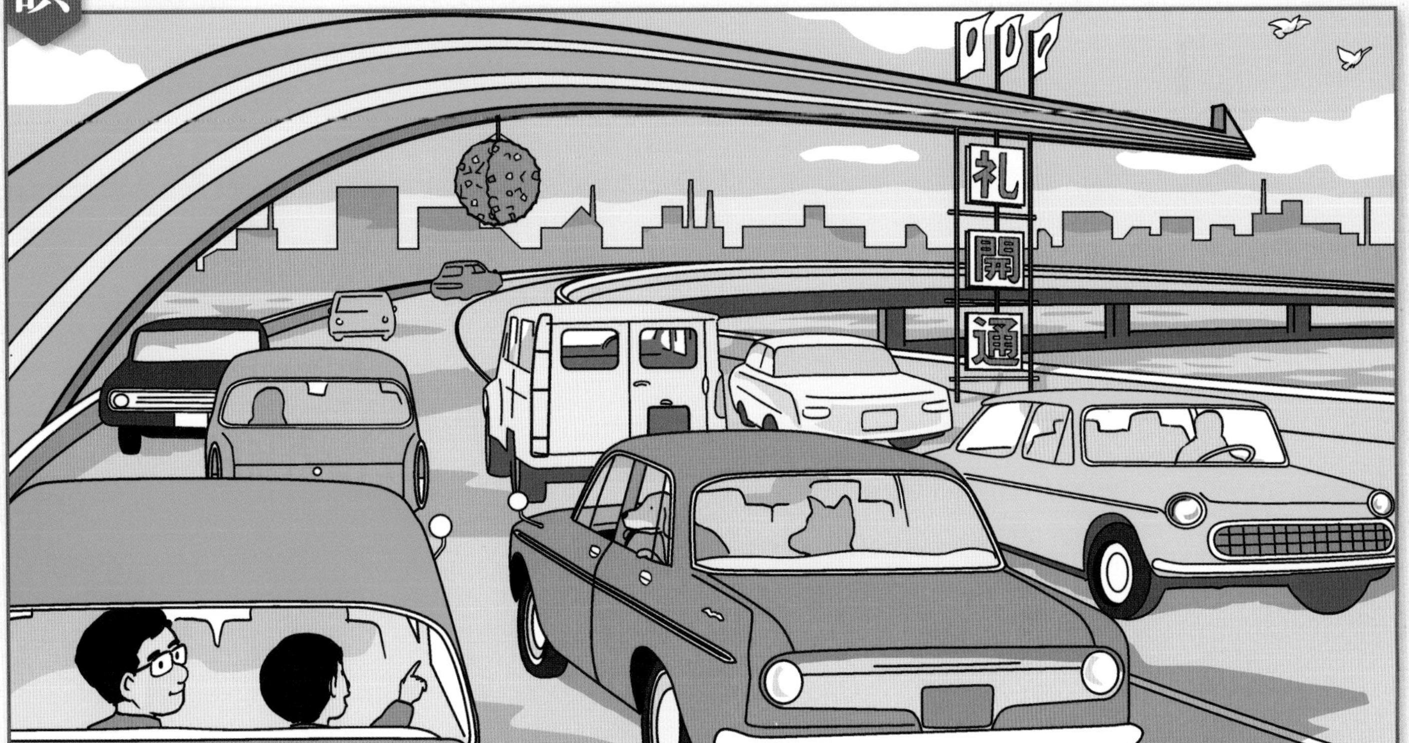

➡解答は67ページ

31 井戸

一軒家にあった手押し式の井戸。炊飯から洗濯まで生活には欠かせない存在でした。夏場の水は冷たくて気持ちよく、冬場の水は温かい、といきたいところですが、さすがに冷たかったものです。

1分で見つけた数	個
全部見つけるまでの時間	分　秒

正

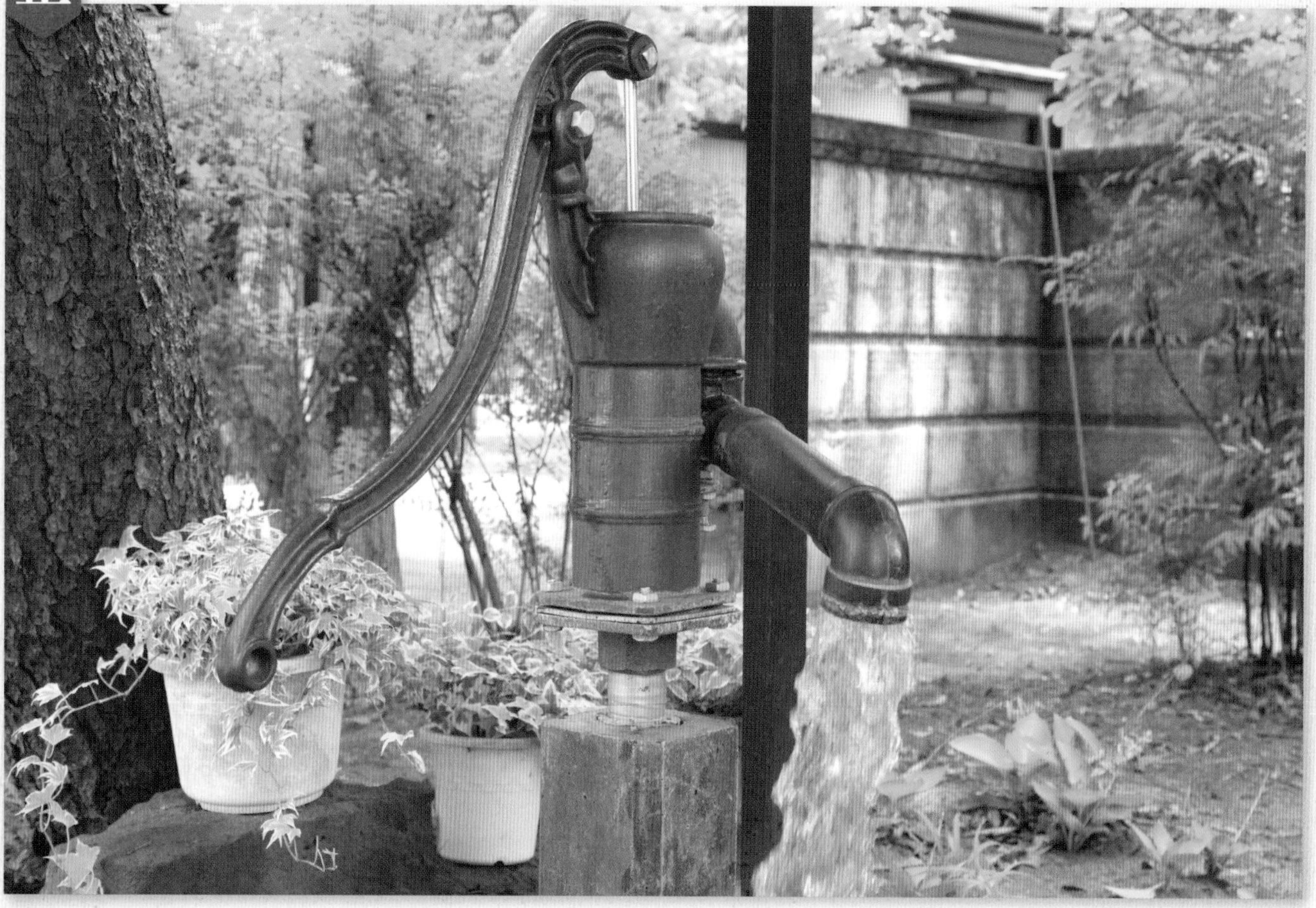

誤　**間違いは7つ。1分で探しましょう。**

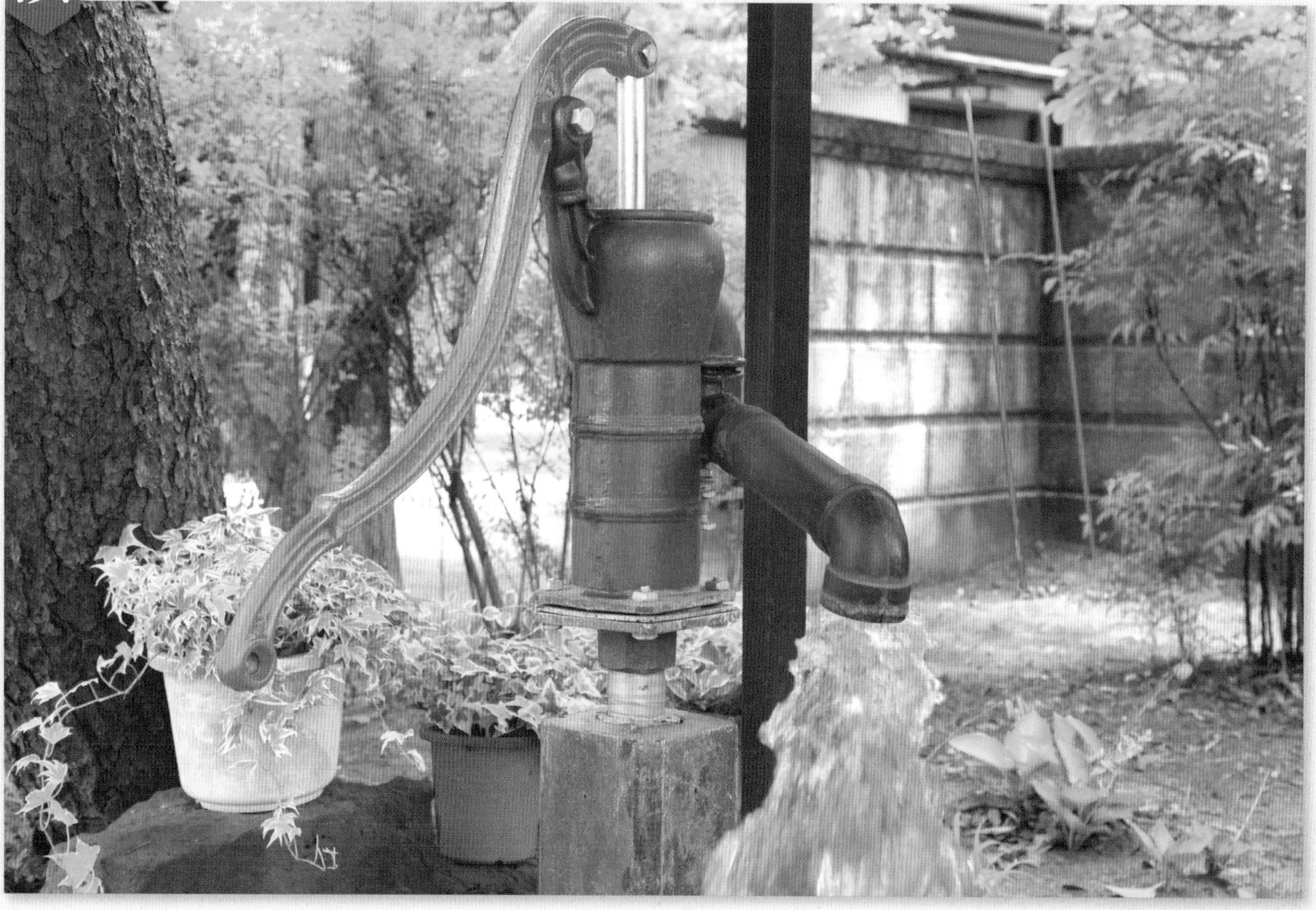

➡解答は67ページ

32 台所

包丁で菜を刻む「トントン」という音や、みそ汁のいい匂い。お母さんの手から魔法のように夕飯が作られてきました。調理器具はどれも年季が入った物ばかり。包丁は砥石で研いで、長く大切に使われていました。

1分で見つけた数	個
全部見つけるまでの時間	分　秒

正

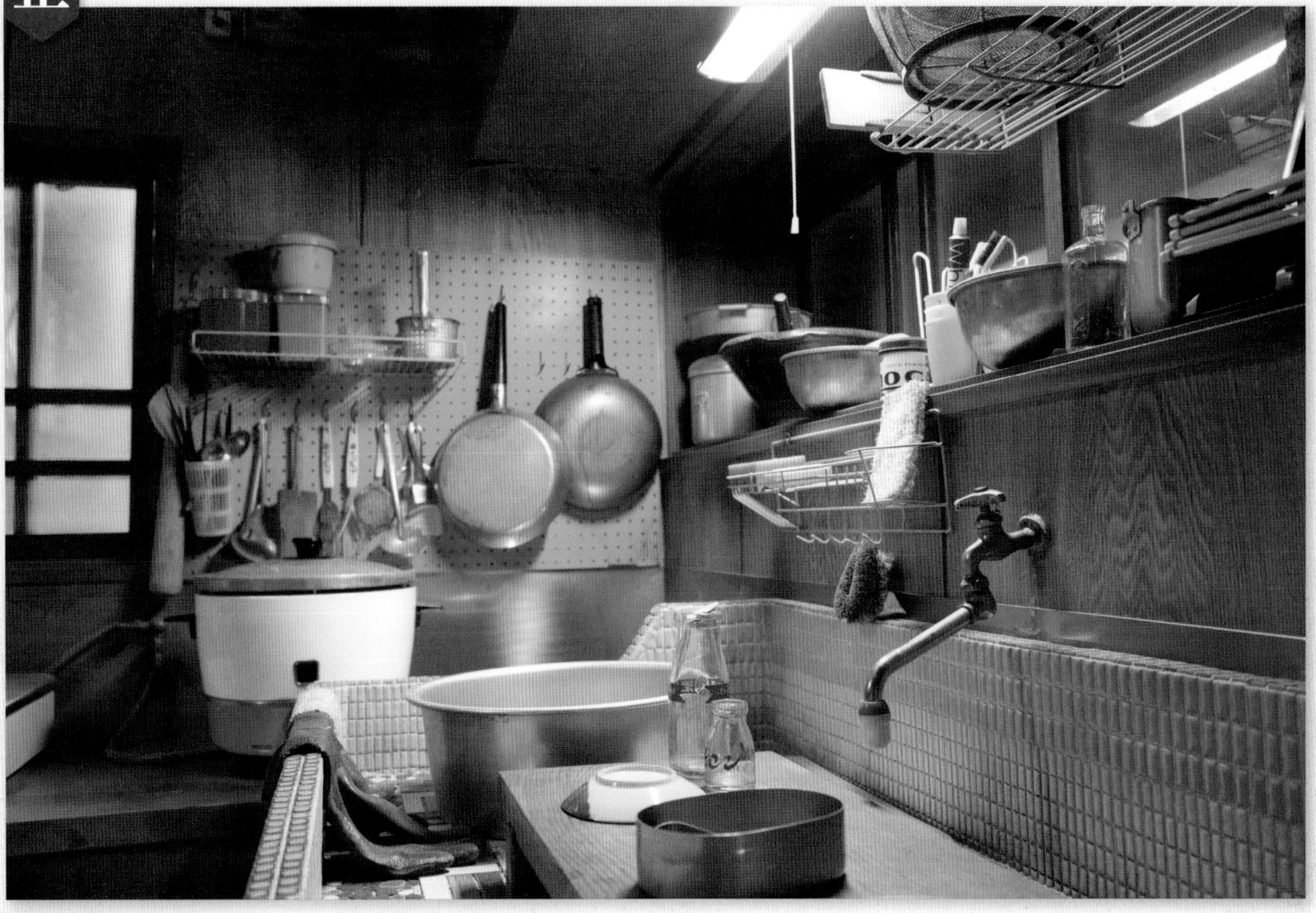

誤　**間違いは7つ。1分で探しましょう。**

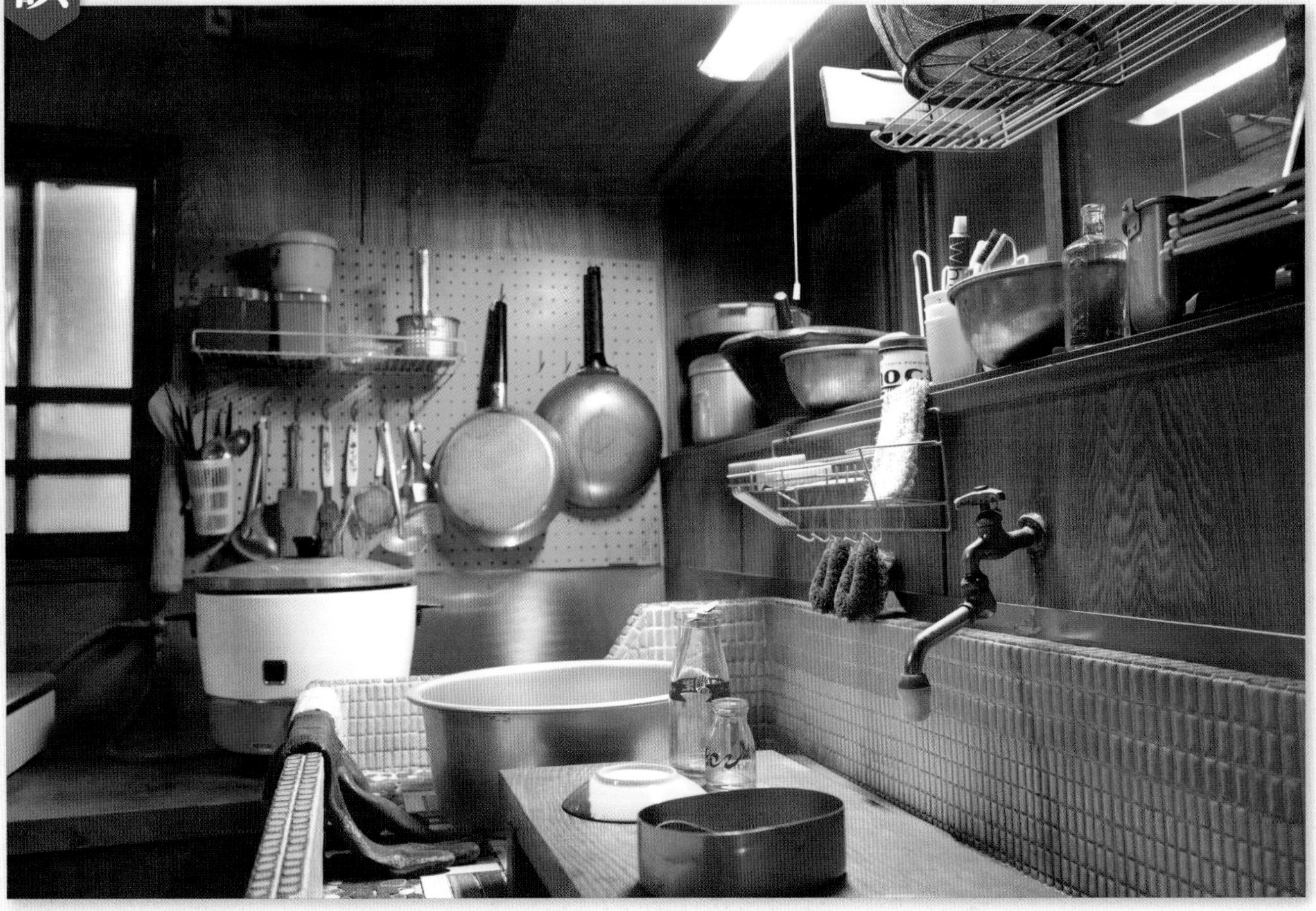

➡解答は68ページ

㉝ レトロ特急

東京と長野を結んでいた特別急行列車の「あさま」と「あずさ」。ひかり号とはまた違った雰囲気のおしゃれな車両は、１度は乗りたい電車の１つでした。こちらはポッポの丘で静かに展示されている車両。

1分で見つけた数	個
全部見つけるまでの時間	分　秒

正

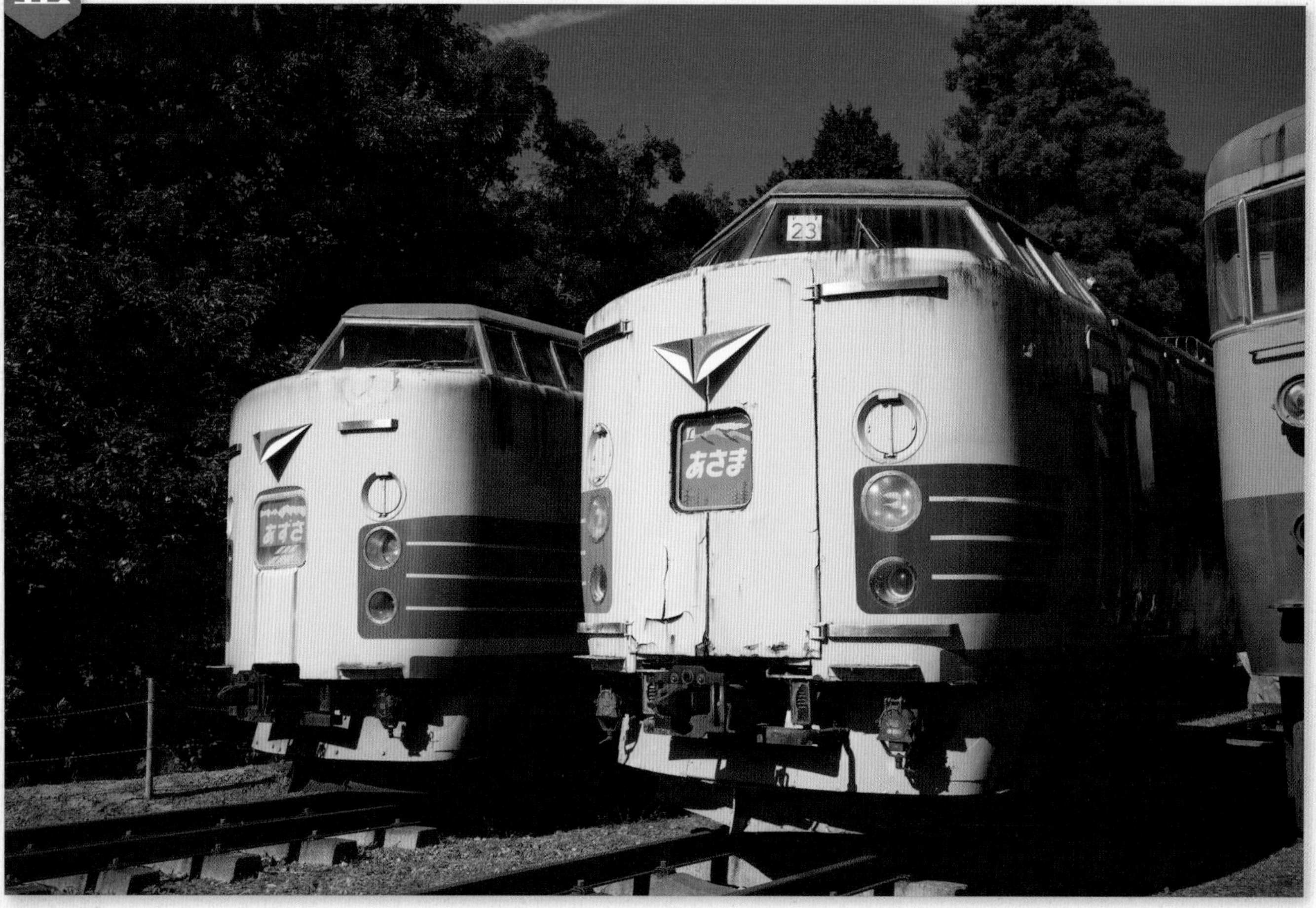

誤　間違いは7つ。1分で探しましょう。

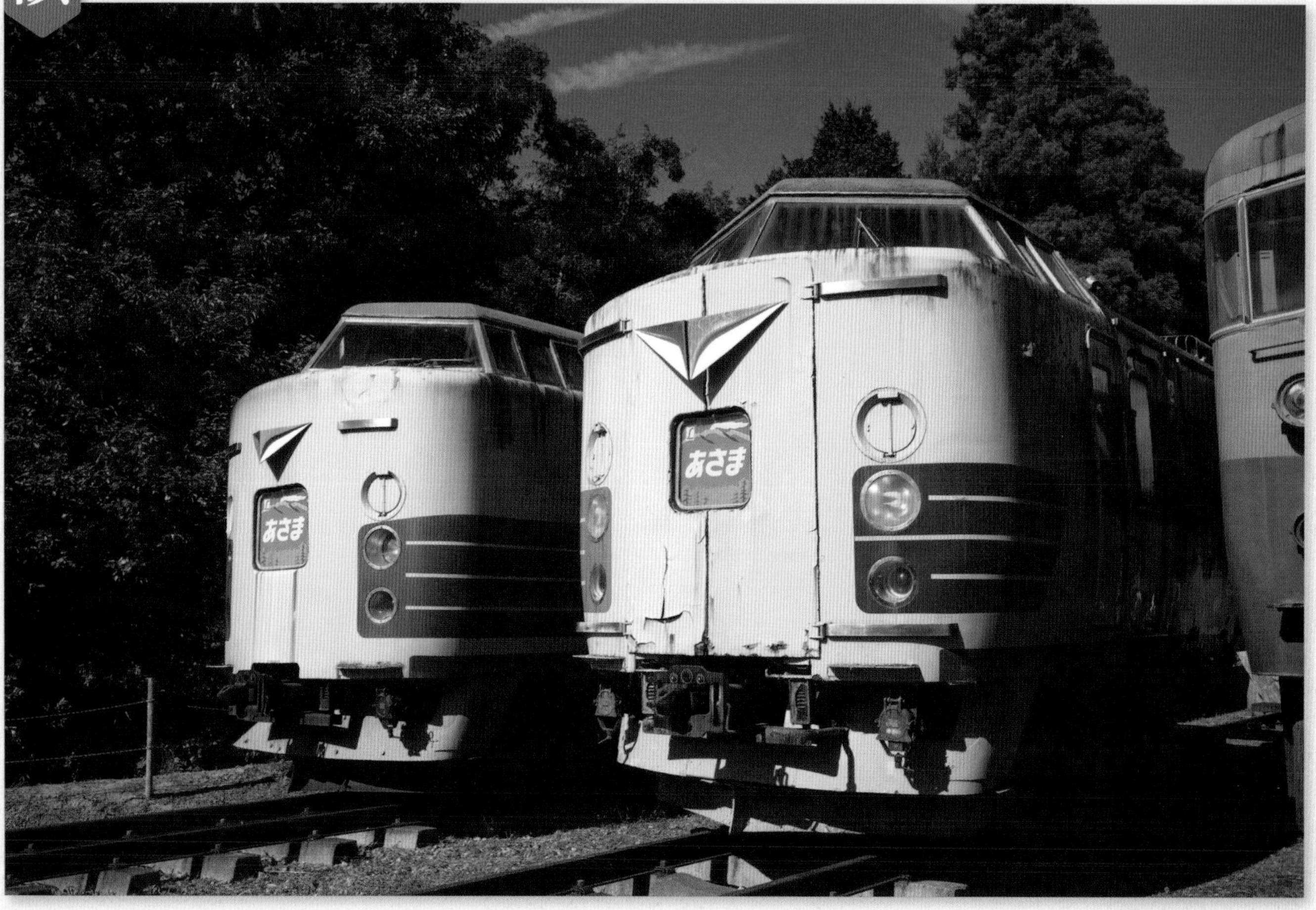

➡解答は68ページ

34 銭湯

銭湯に行くと見かけるモザイクタイルの床。実はこの独特な形は、滑り止めとしても役立っているそうです。常連さんはお気に入りの流し場があるようで、いつも決まった場所で体を洗っていました。

1分で見つけた数	個
全部見つけるまでの時間	分　秒

正

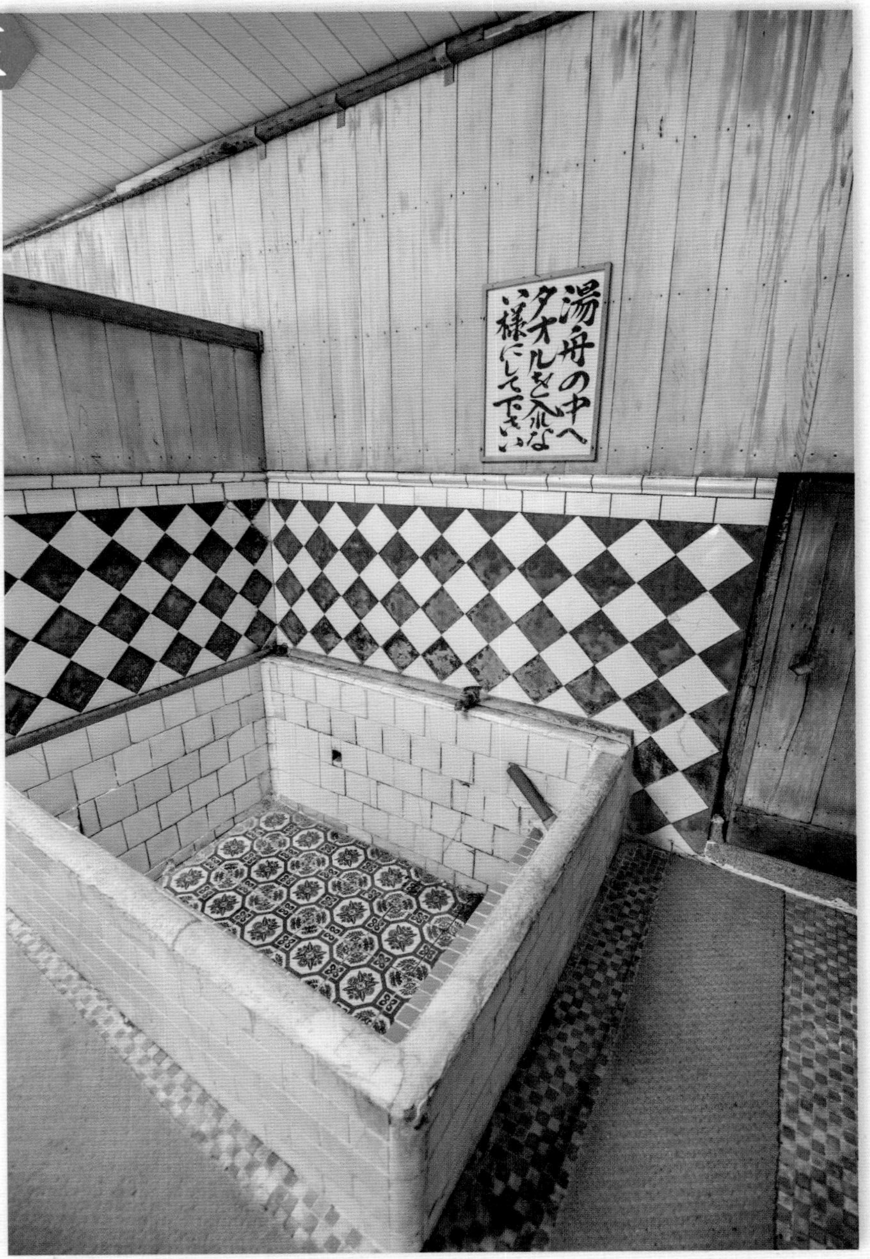

誤

間違いは7つ。1分で探しましょう。

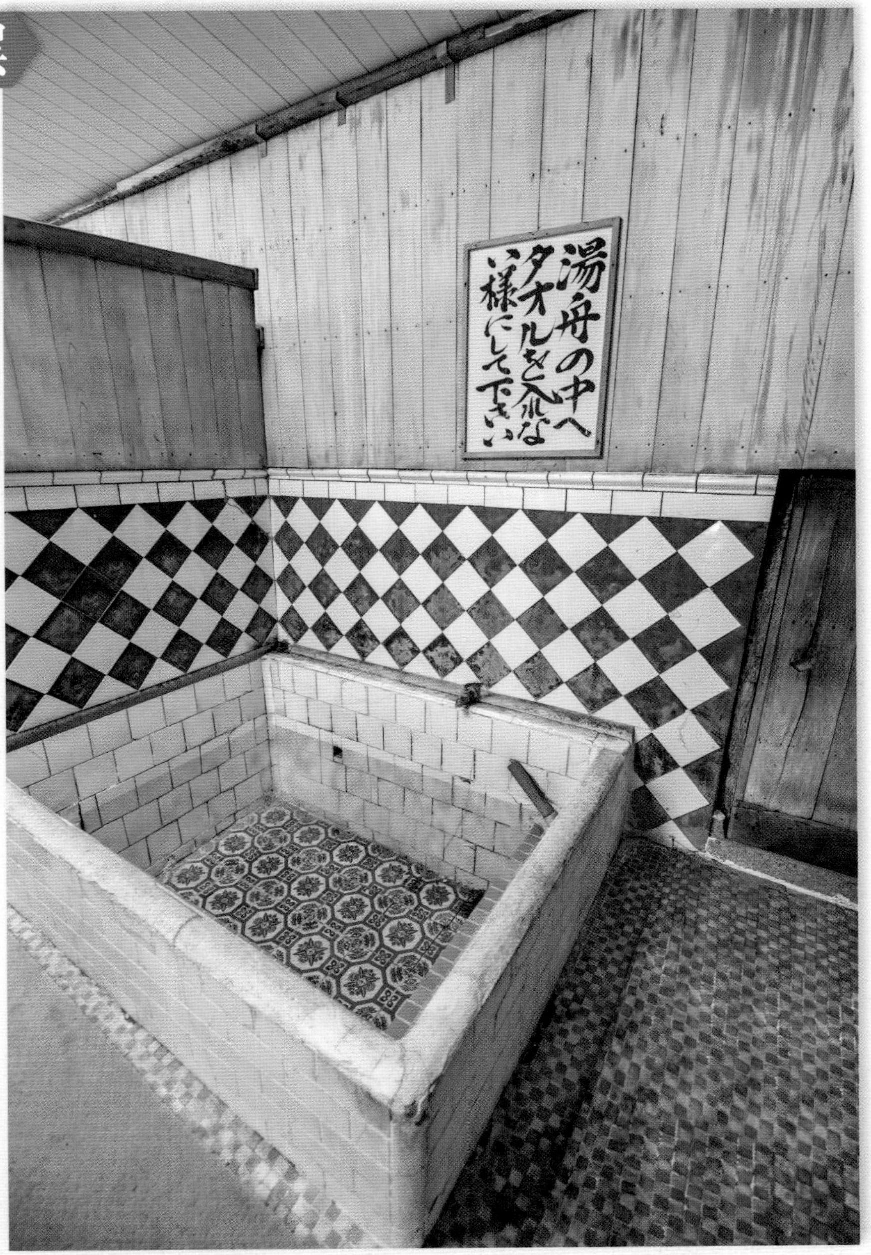

➡解答は68ページ

35 海水浴

家族で楽しむ海水浴。お母さんは浴衣姿です。浮き輪でプカプカ浮いてみたり、砂で大きなトンネルを作ったり楽しい遊びが盛りだくさん。打たた寝してしまったお父さんが、砂に埋められてしまったりして。

1分で見つけた数	個
全部見つけるまでの時間	分　秒

正

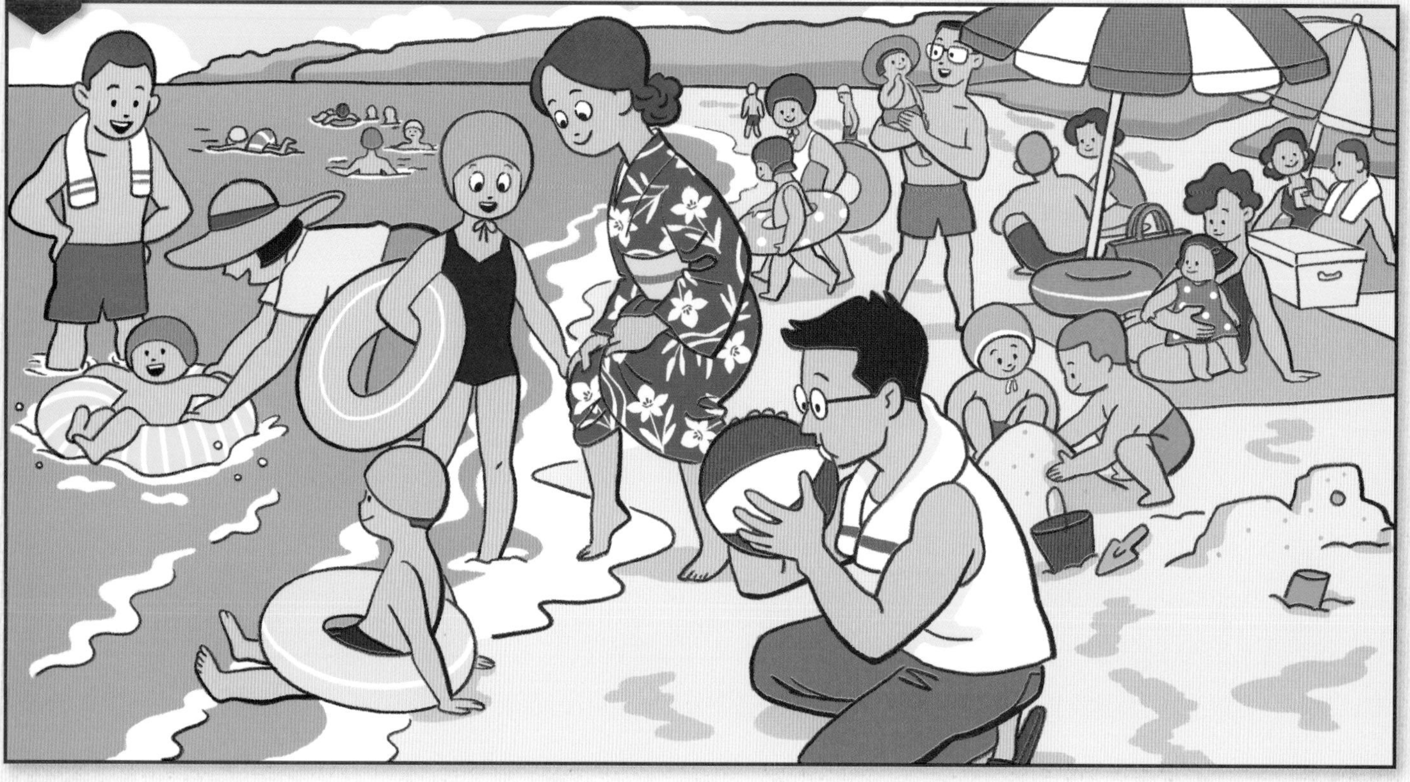

誤　間違いは7つ。1分で探しましょう。

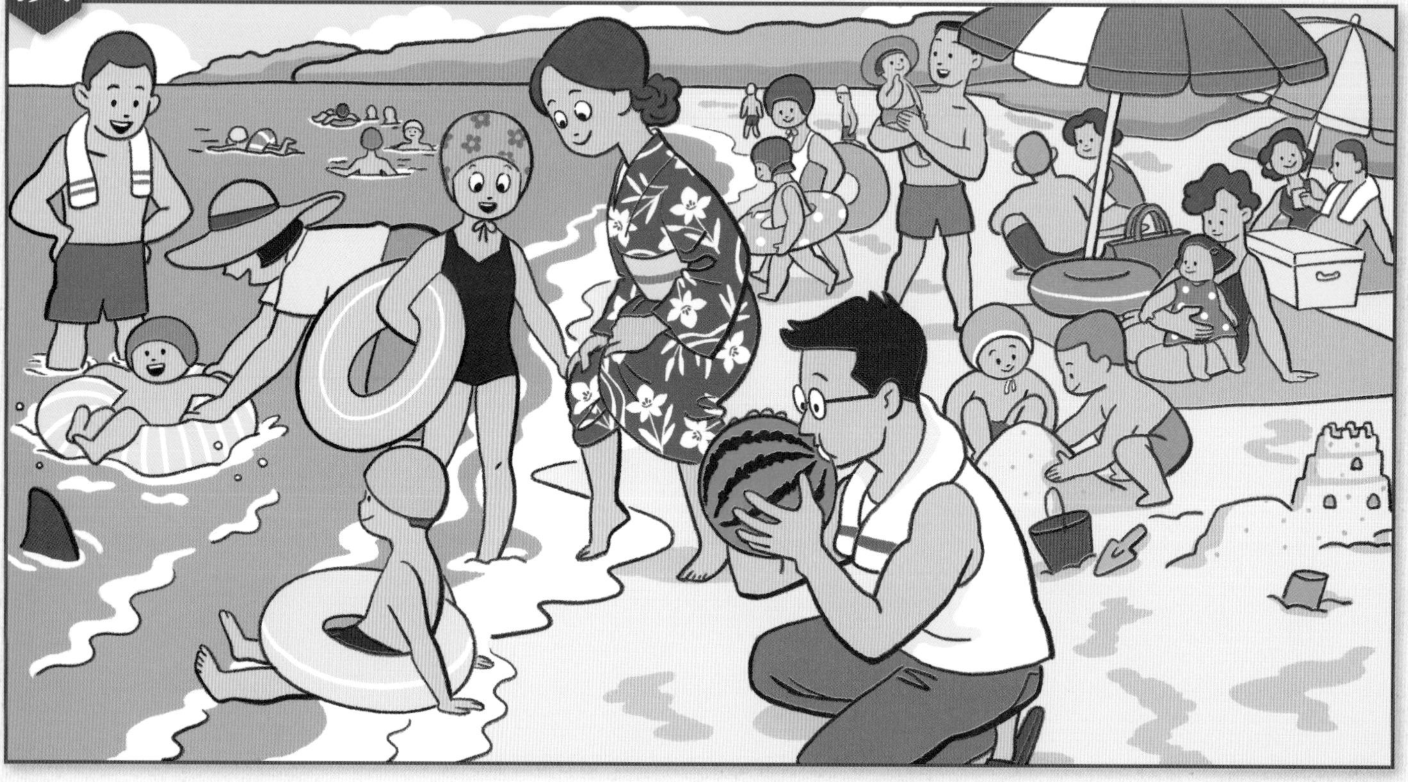

➡解答は68ページ

36 田中角栄

「よっしゃ、よっしゃ」でおなじみの田中角栄氏は昭和の大物政治家。秀才で実行力があり「コンピューターつきブルドーザー」という異名がつきました。

1分で見つけた数	個
全部見つけるまでの時間	分　秒

正

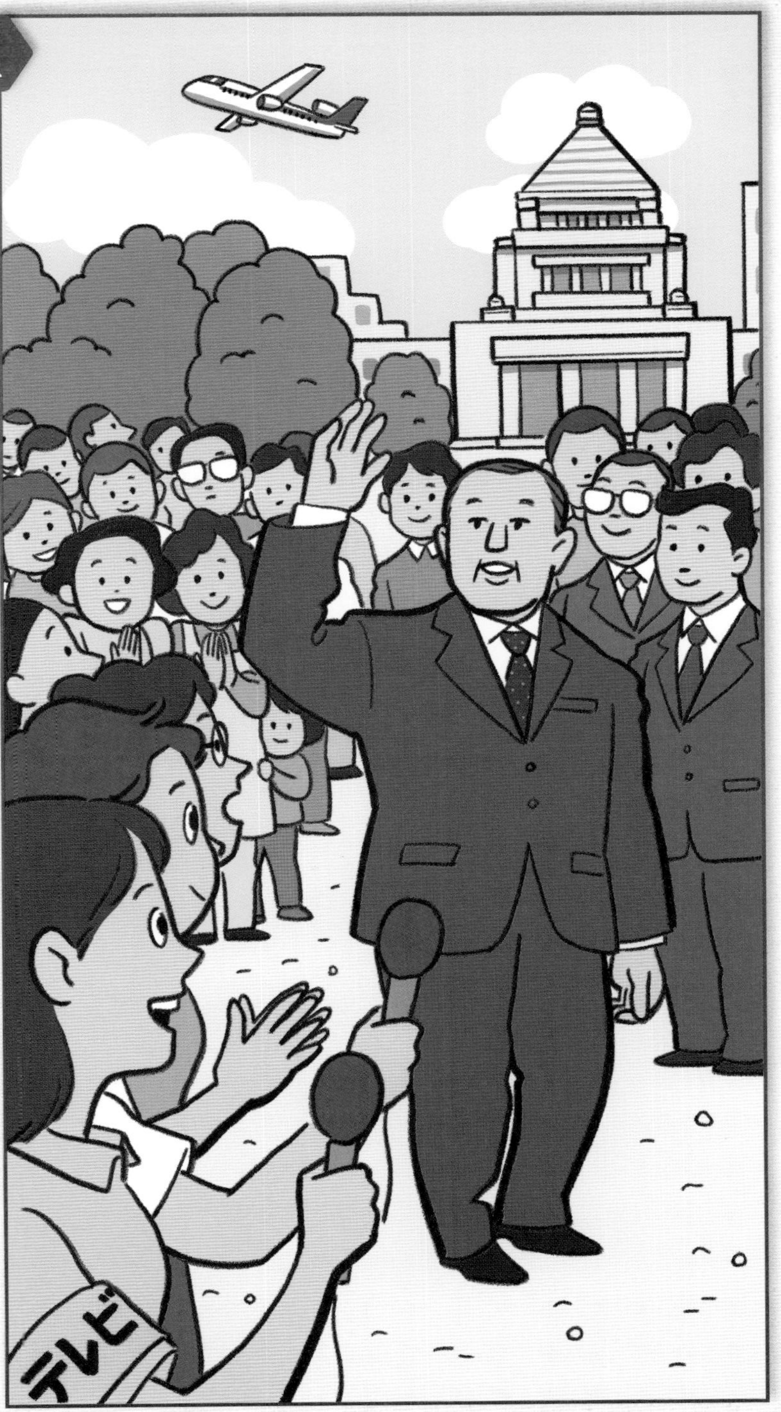

誤

間違いは7つ。1分で探しましょう。

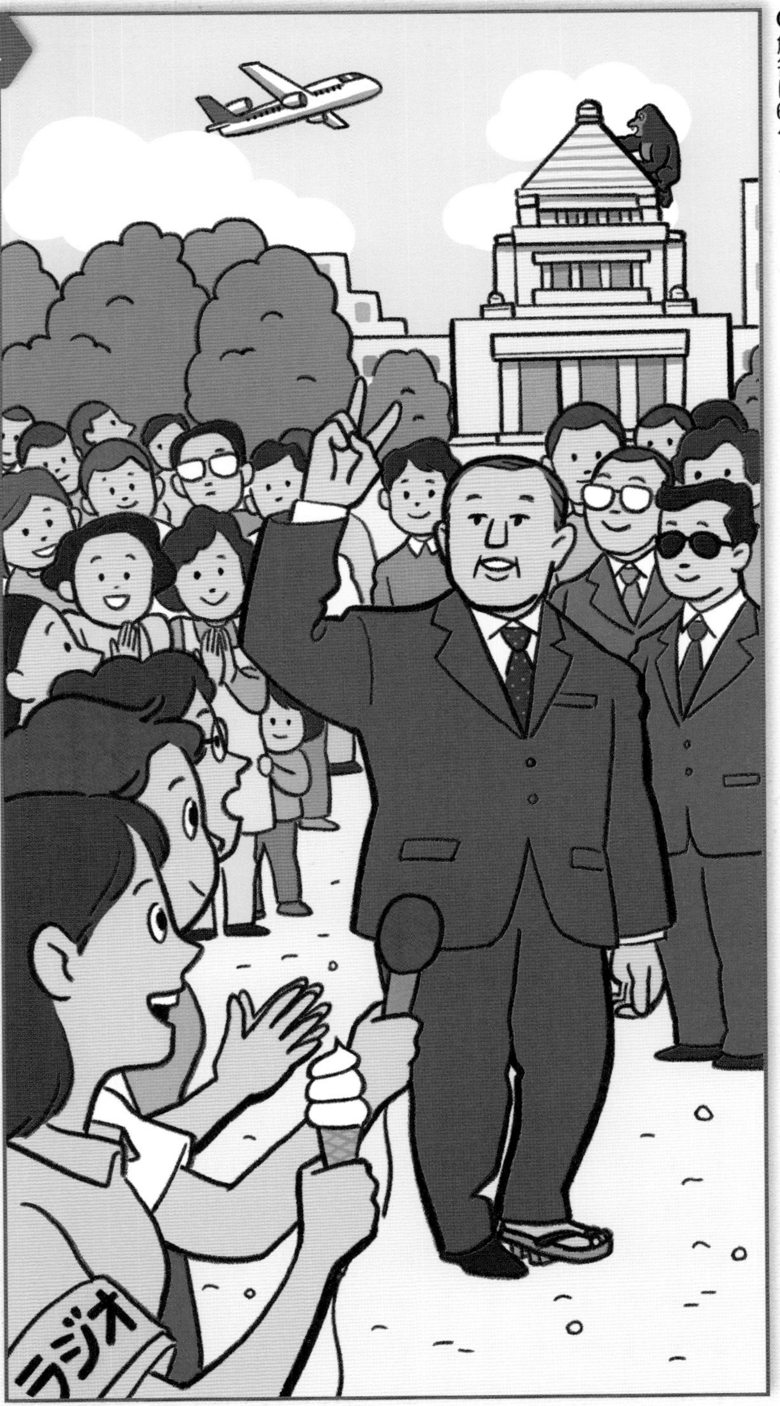

➡解答は68ページ

37 豆屋

ケースにこんもり入った煎り豆を売る豆屋さん。たくさんの種類があって見ているだけでも楽しめます。お店によっては、金魚鉢のような丸いビンに豆やおかきが詰められていっぱい並んでいるところもありました。

1分で見つけた数	個
全部見つけるまでの時間	分　秒

正

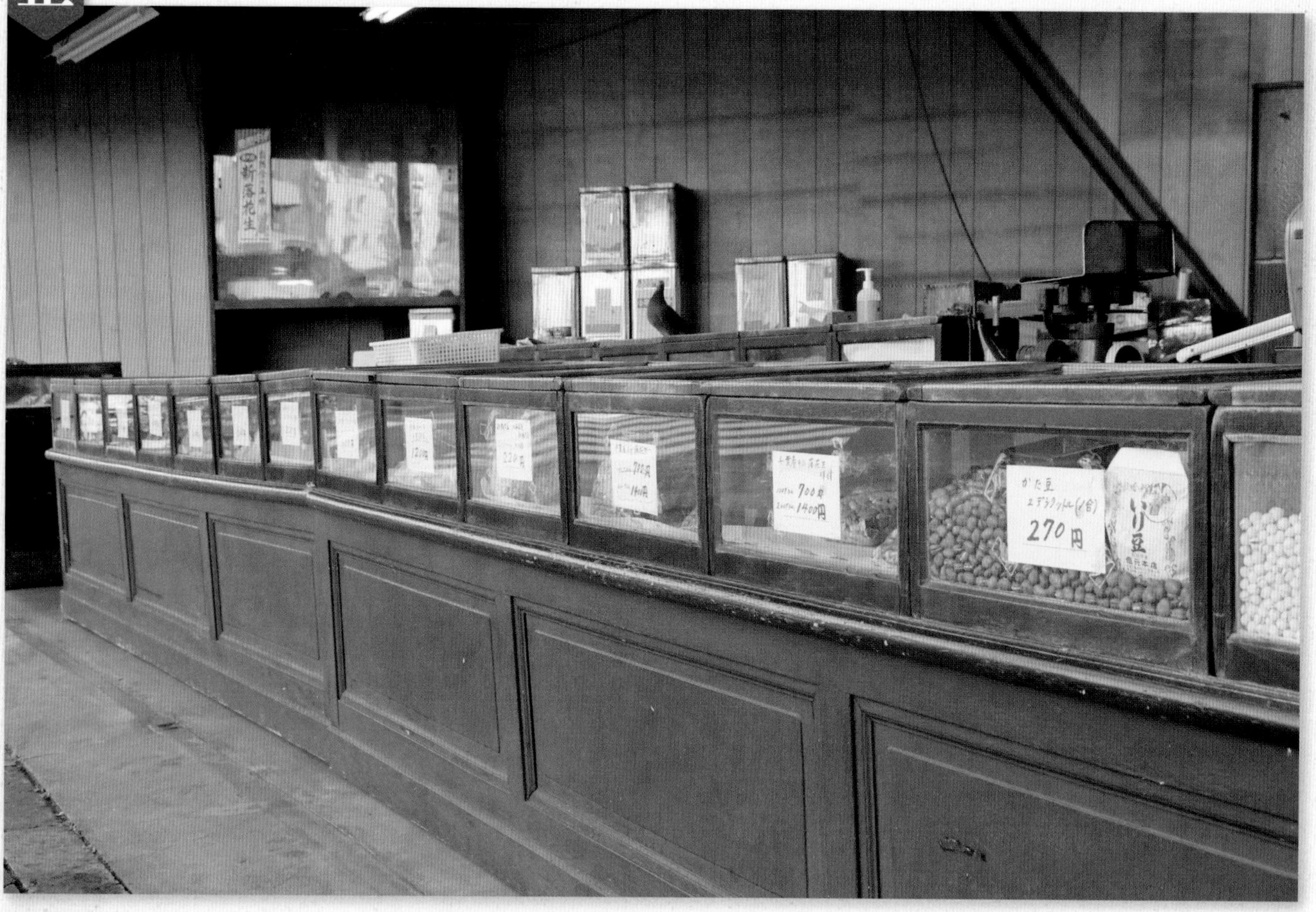

誤　間違いは7つ。1分で探しましょう。

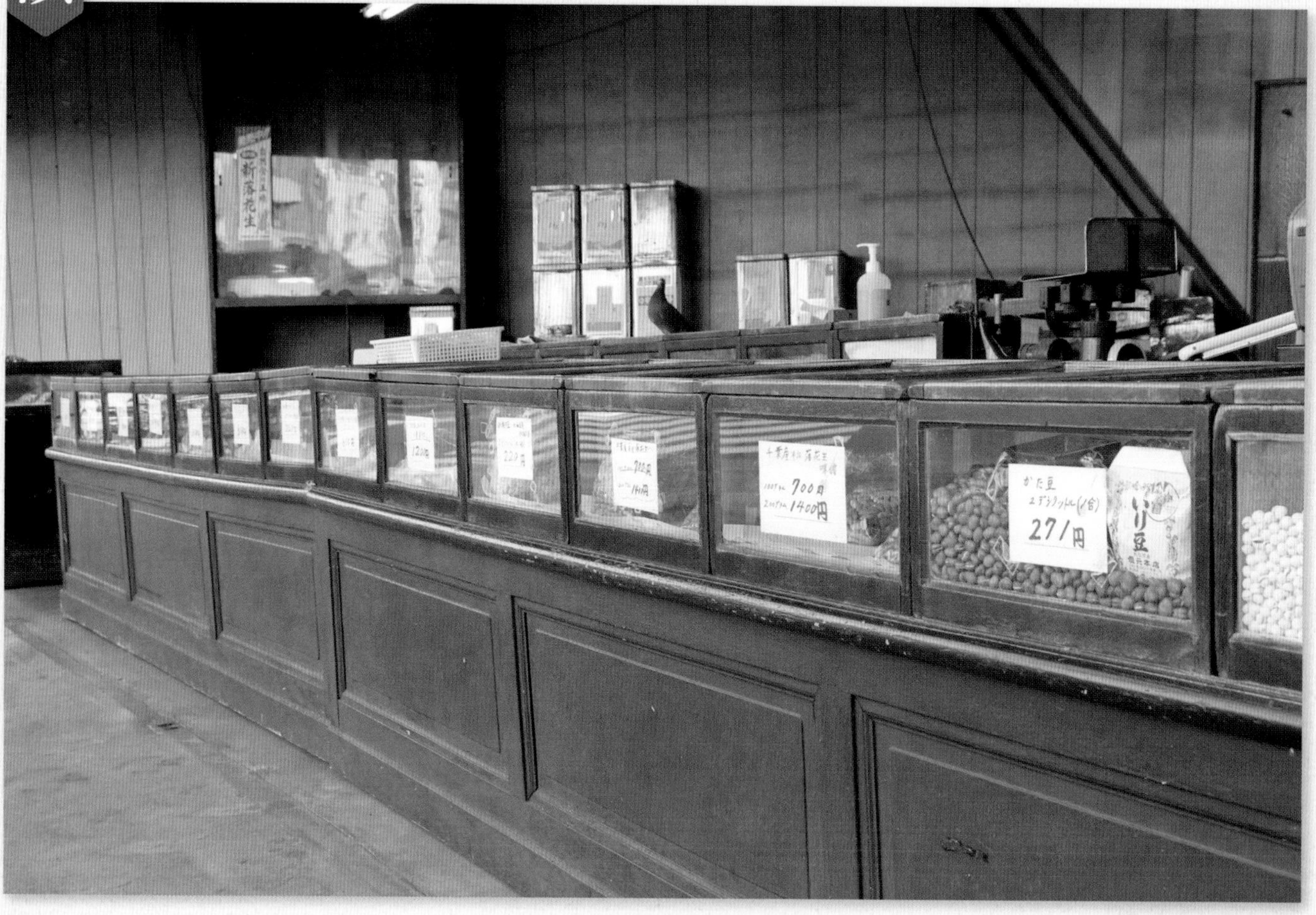

➡解答は68ページ

38 メリーゴーラウンド

ロマンチックな内装と音楽が定番のメリーゴーランド。馬や馬車もよく見ると顔つきや装飾が違っていることがあるので、乗り口の列に並びながらどれに乗ろうかと考える時間も楽しかったりします。

1分で見つけた数	個
全部見つけるまでの時間	分　秒

正

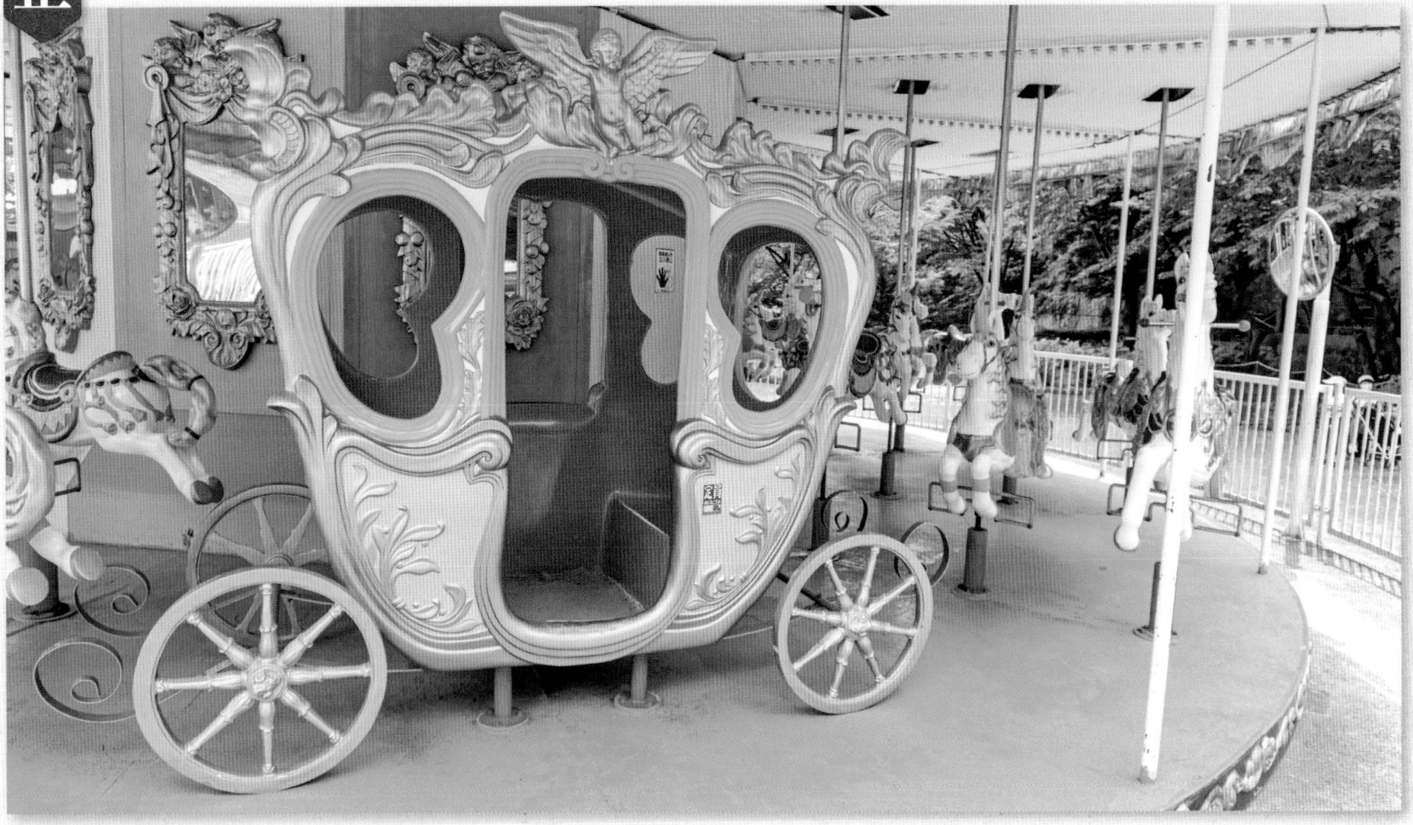

誤 **間違いは7つ。1分で探しましょう。**

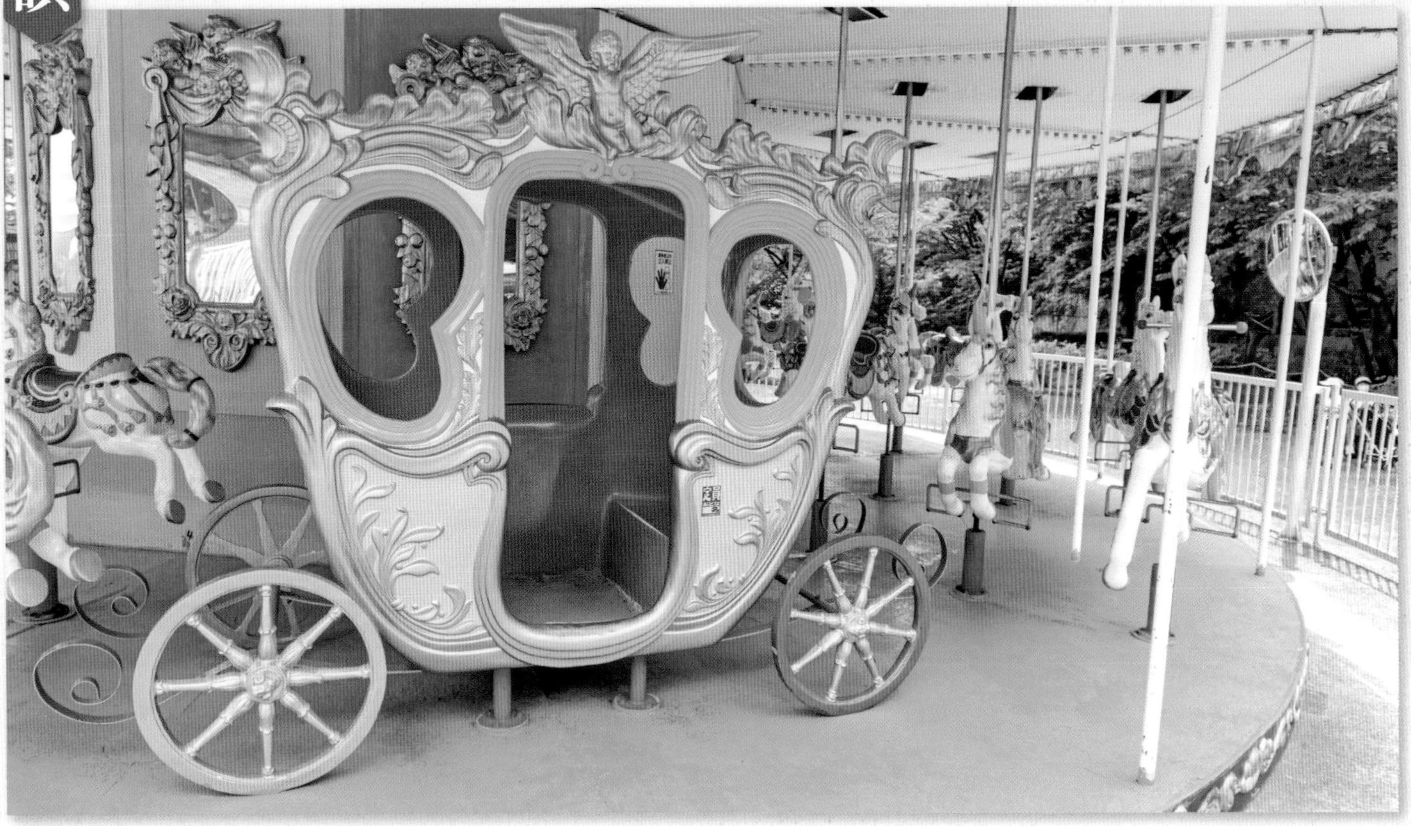

➡解答は68ページ

39 レトロ電車

街中を車や自転車と並走して走る路面電車。歩いているときや車に乗っているときとはまた違って見える車窓からの景色にワクワクしました。鮮やかな色の電車は2005年に運行廃止となった岐阜県の名鉄岐阜市内線です。

1分で見つけた数	個
全部見つけるまでの時間	分　秒

正

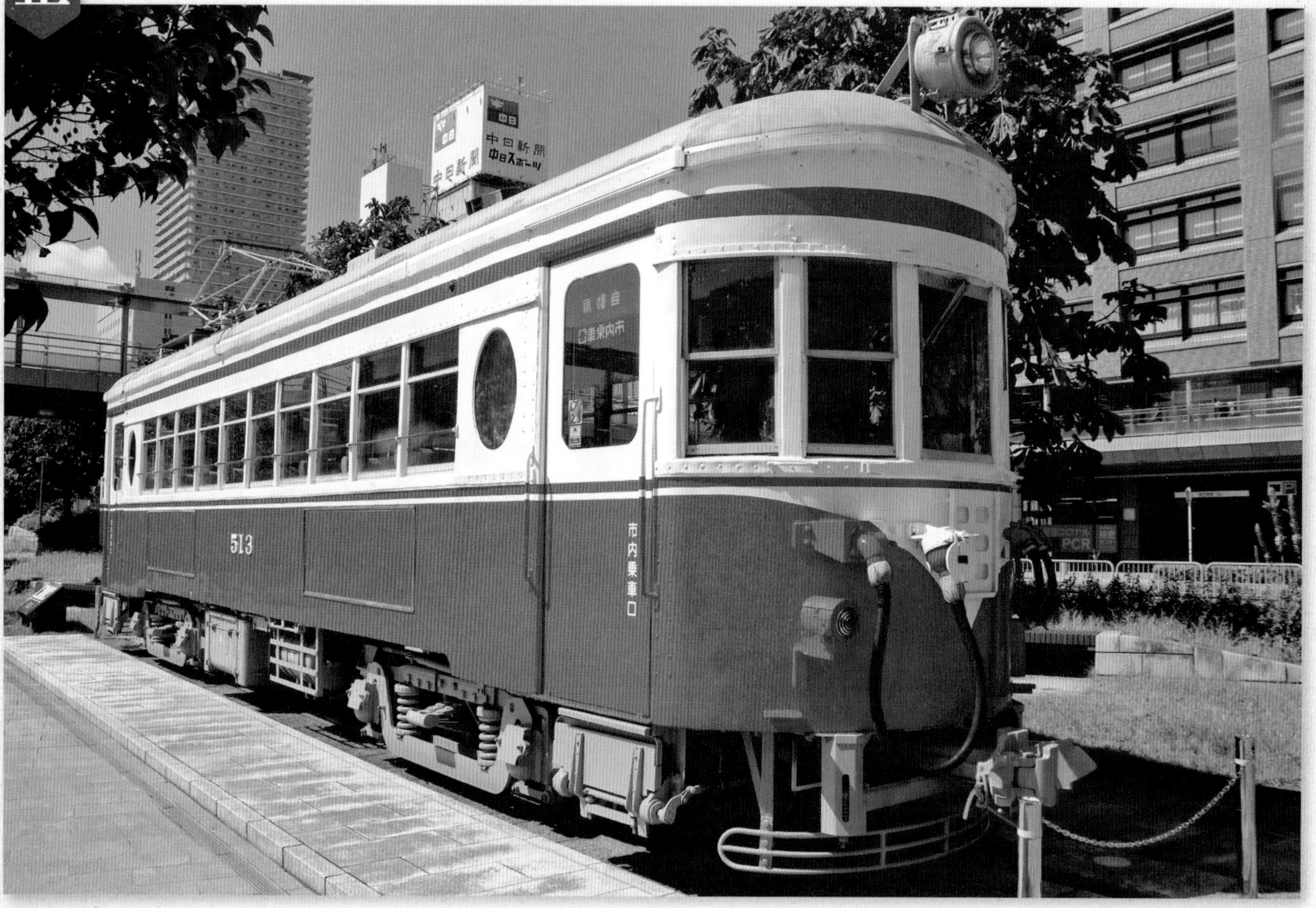

誤　間違いは7つ。1分で探しましょう。

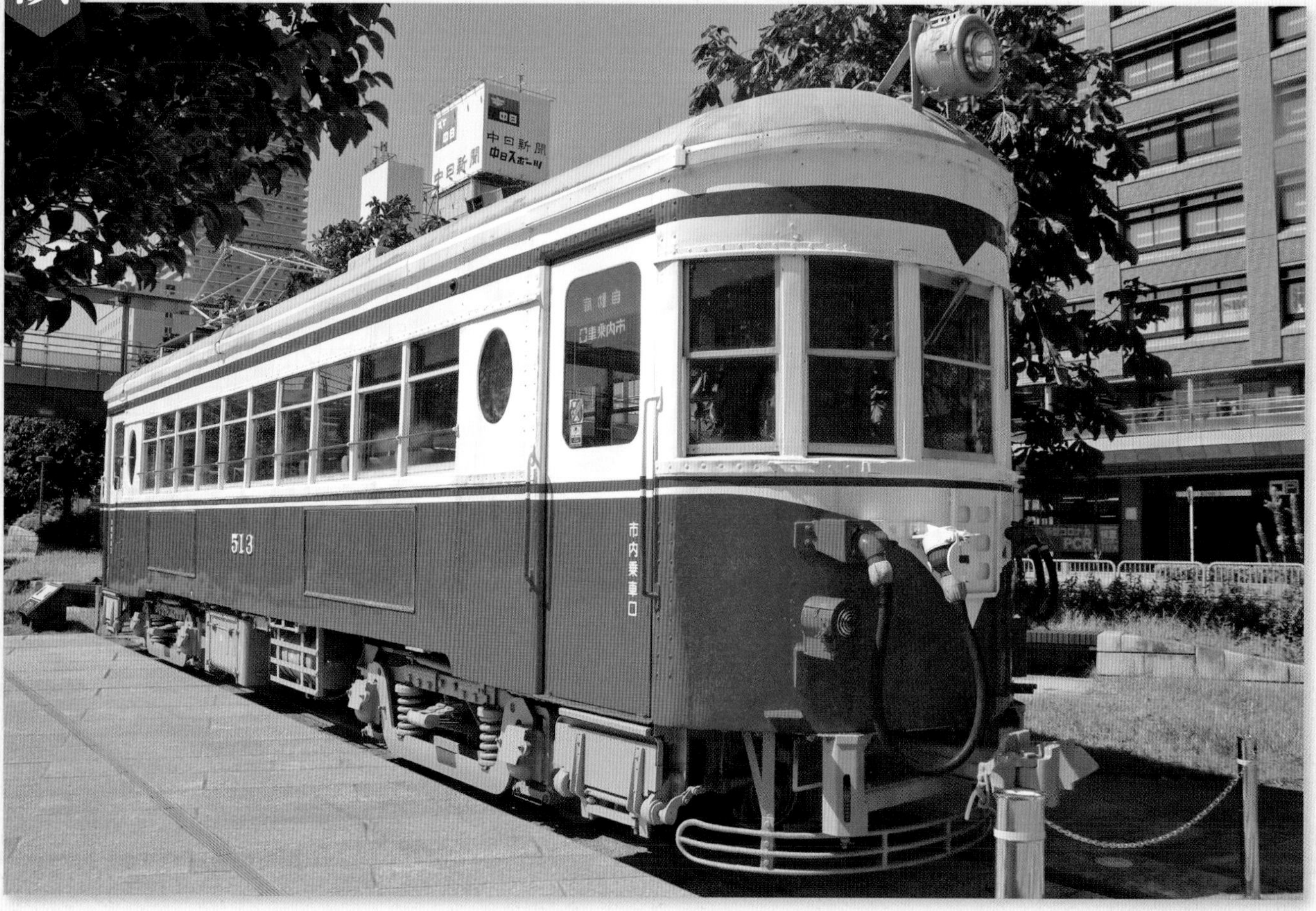

➡解答は68ページ

40 喫茶店

おしゃれなフカフカのイスと、落ち着いた電球色の照明の中、おいしいコーヒーを楽しめる純喫茶。居心地のいい空間では、ついつい友達との話が弾んで長居してしまうことも珍しくありません。

1分で見つけた数	個
全部見つけるまでの時間	分　秒

正

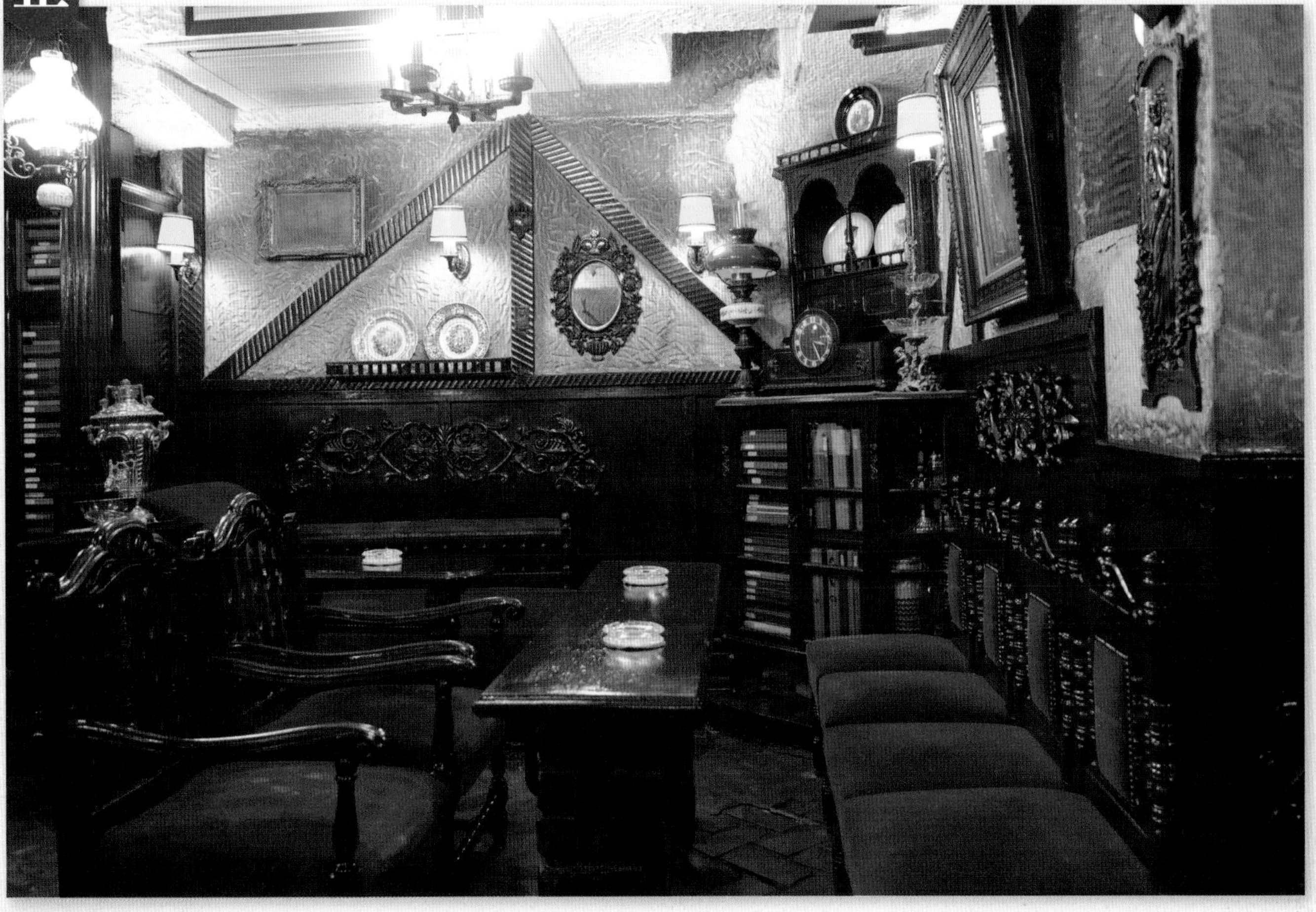

誤　間違いは7つ。1分で探しましょう。

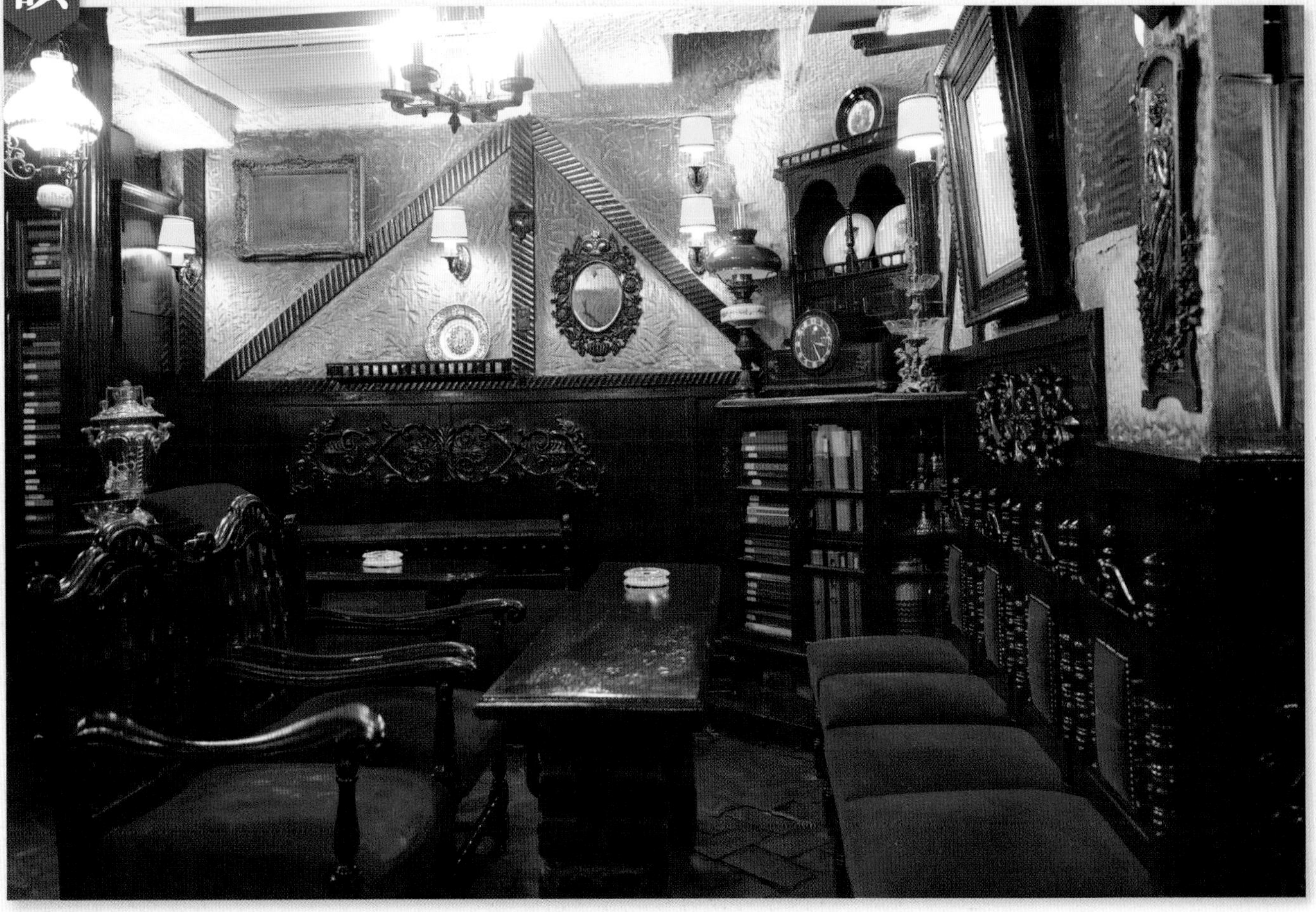

➡解答は69ページ

41 オイルショック

1973年10月、原油価格の高騰に伴い世界経済が混乱しました。この影響で、トイレットペーパーの生産のさいに使う原油がなくなるかもしれないという不安から、買い占めが起こり社会問題となりました。

1分で見つけた数	個
全部見つけるまでの時間	分　秒

正

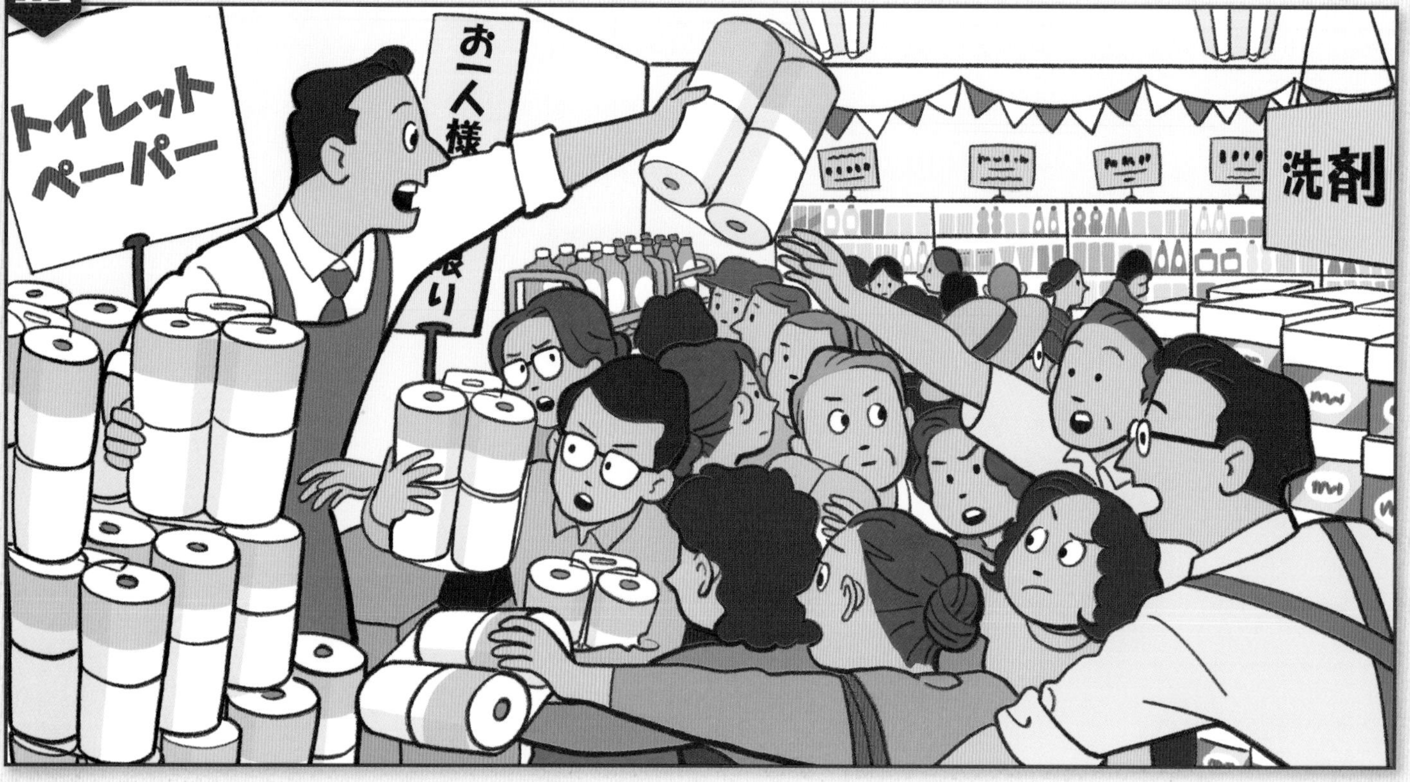

誤　間違いは7つ。1分で探しましょう。

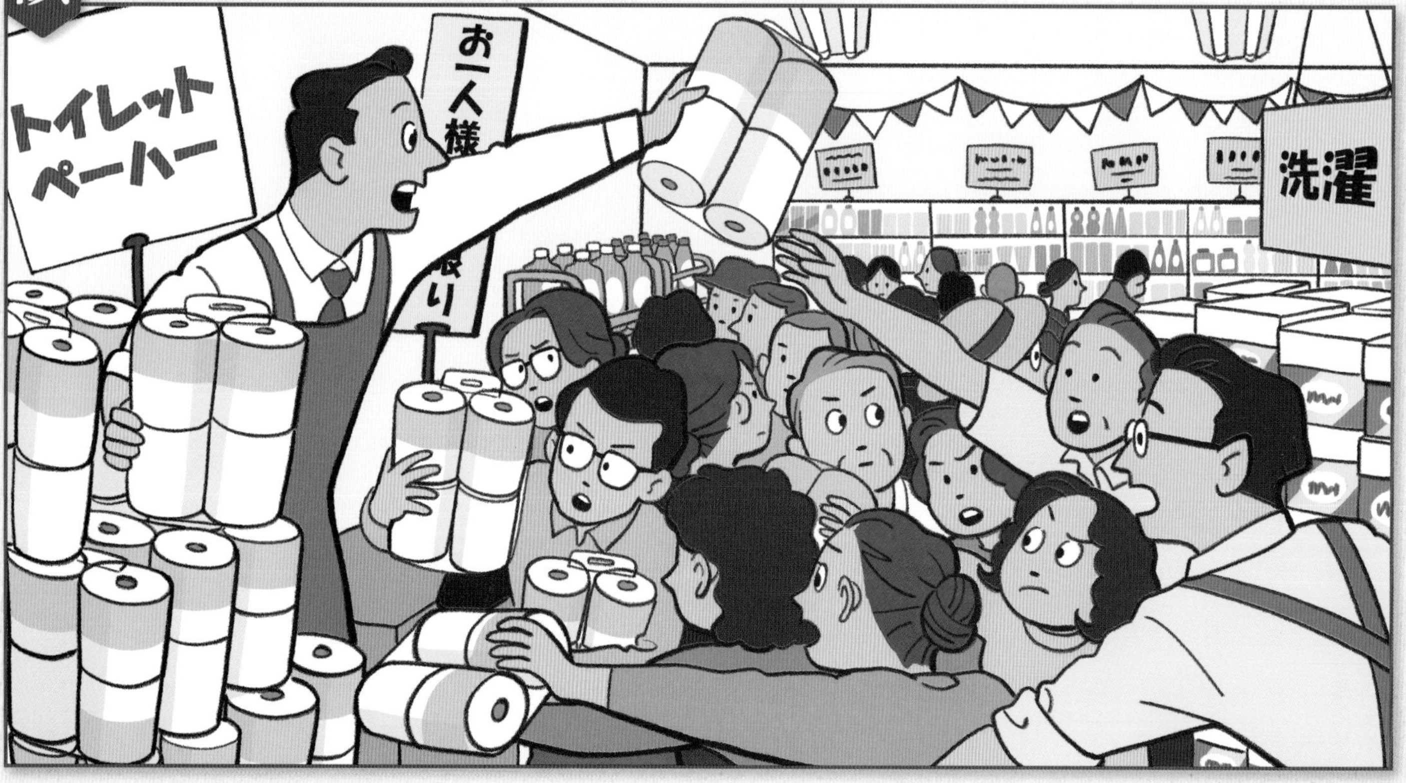

➡解答は69ページ

42

ヘッドホンつき小型ステレオ

1979年７月にソニーから発売されたウォークマンが、若者を中心に大ヒットしました。ラジオやレコードで聴く音楽を好きなときに好きな場所で聴けるこのすぐれものは、すごく画期的で夢のような商品でした。

1分で見つけた数	個
全部見つけるまでの時間	分　秒

正

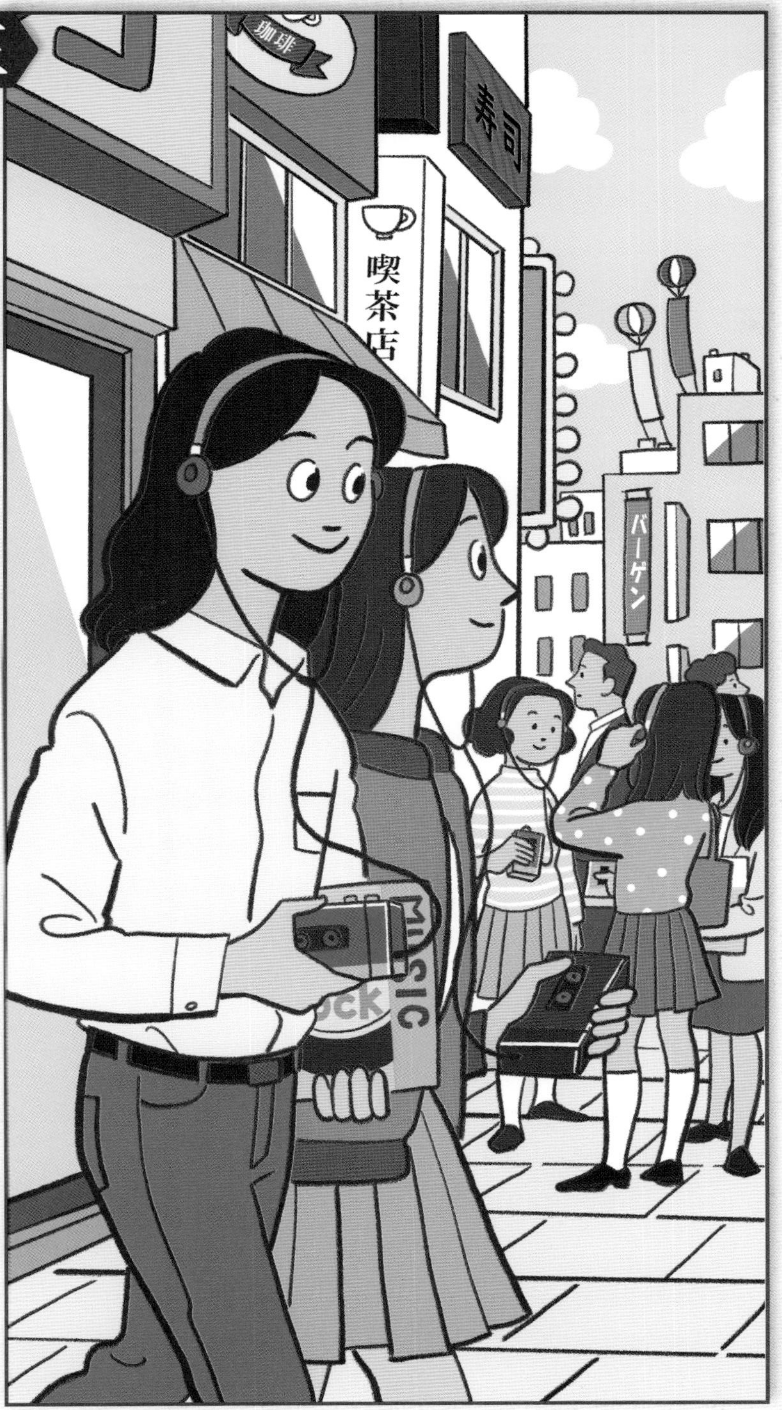

誤

間違いは7つ。1分で探しましょう。

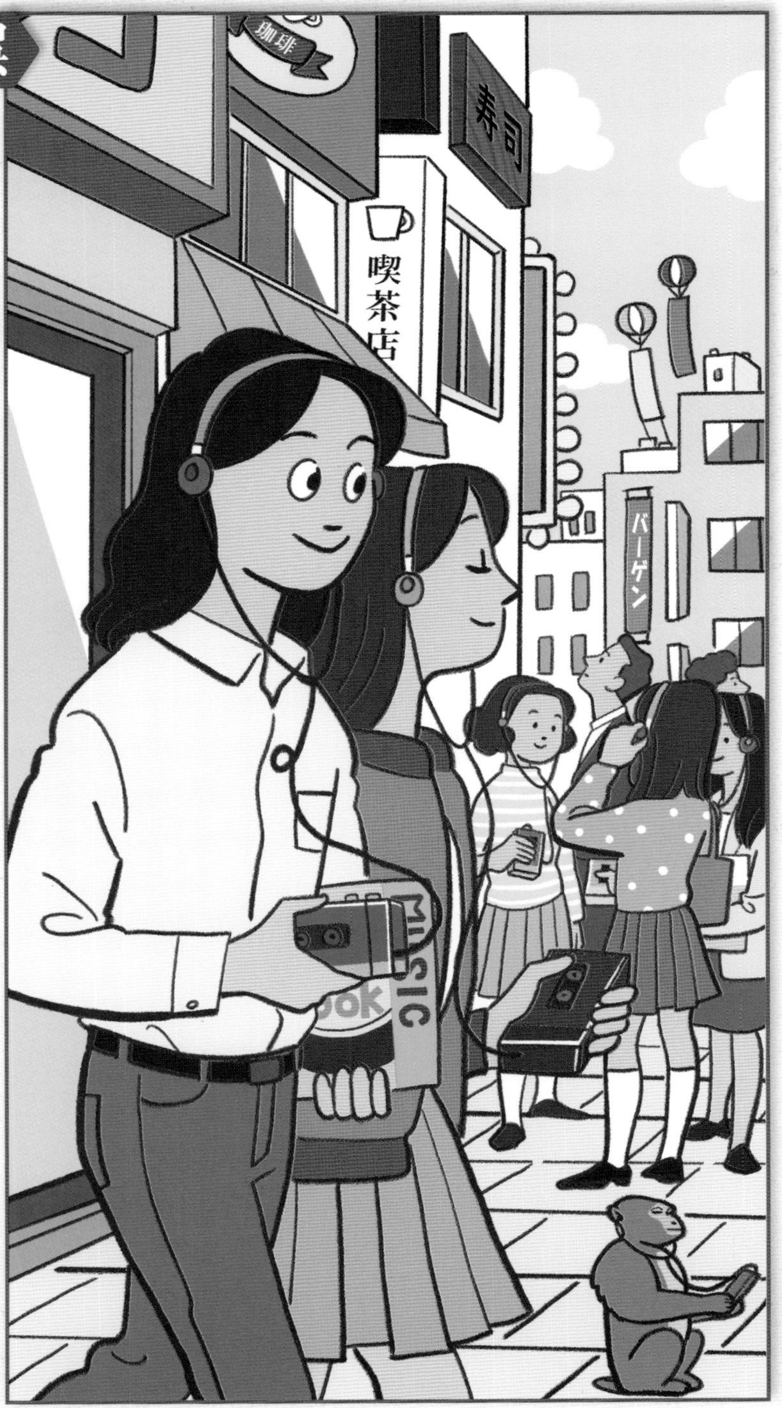

➡解答は69ページ

43 レトロ交番

怖い感じのおまわりさんですが、子供には優しいものです。交番には滅多に入ることがないので、落とし物を届けたときには、思わず中をキョロキョロ。1円玉を届けて困った顔をされたっけ。

1分で見つけた数	個
全部見つけるまでの時間	分　秒

正

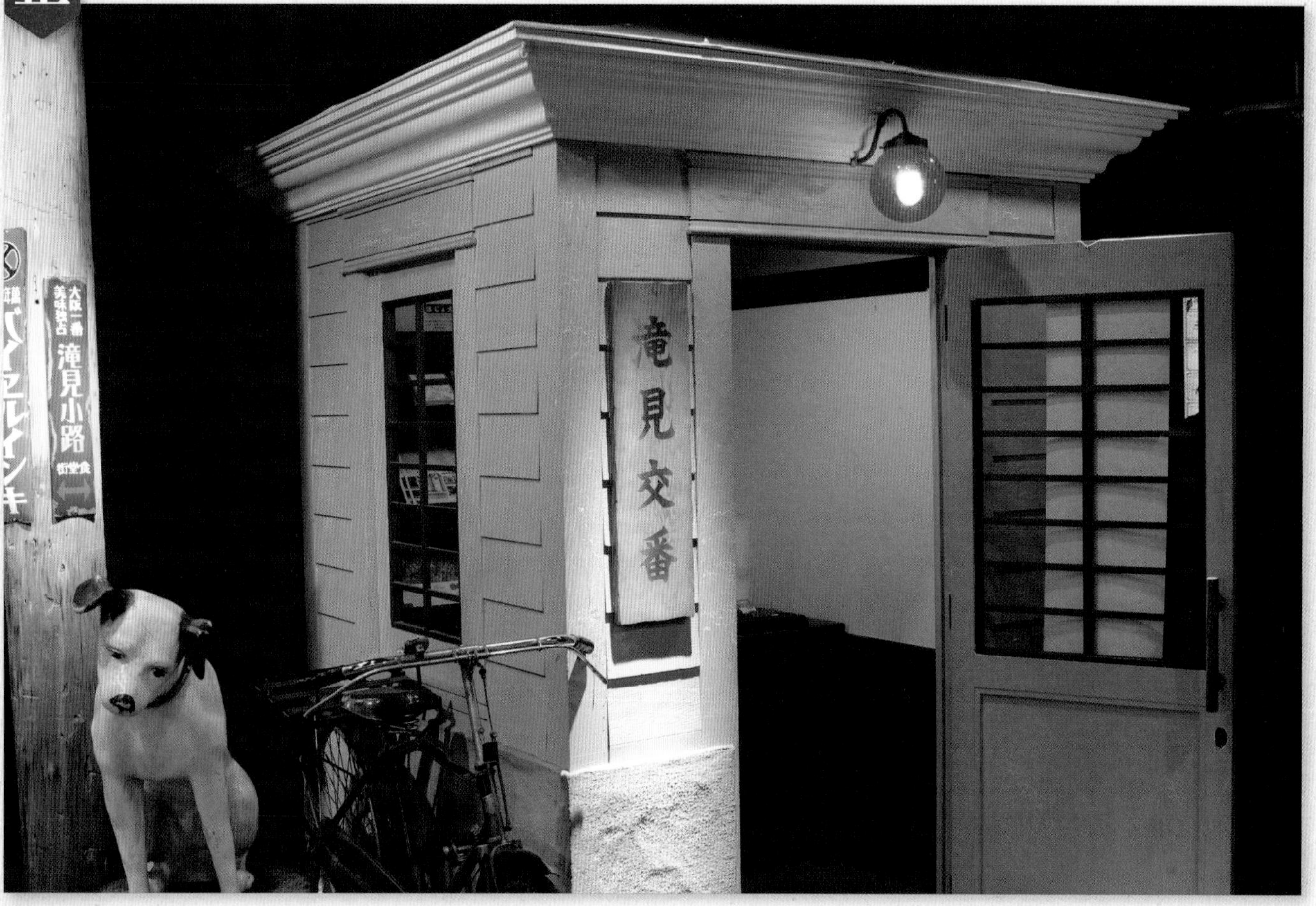

誤 間違いは7つ。1分で探しましょう。

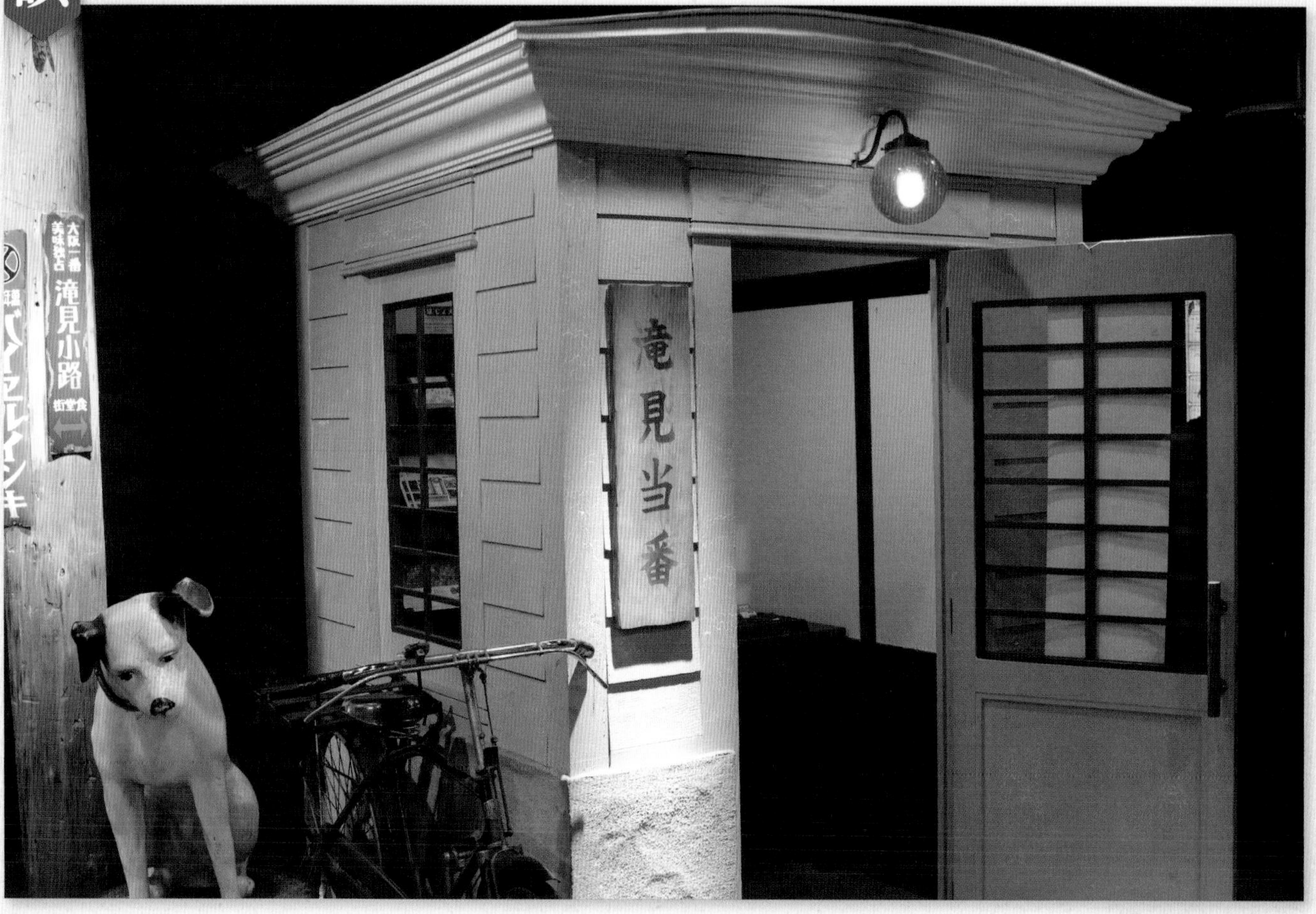

解答は69ページ

44 古い町並み

道沿いにたくさんのお店が並んだ古い街並み。何を売っているのか、入ってみなければわからないお店も少なくありません。まあ、それも楽しみです。ここは、そんな雰囲気が色濃く残る大阪市の中崎町です。

1分で見つけた数	個
全部見つけるまでの時間	分　秒

正

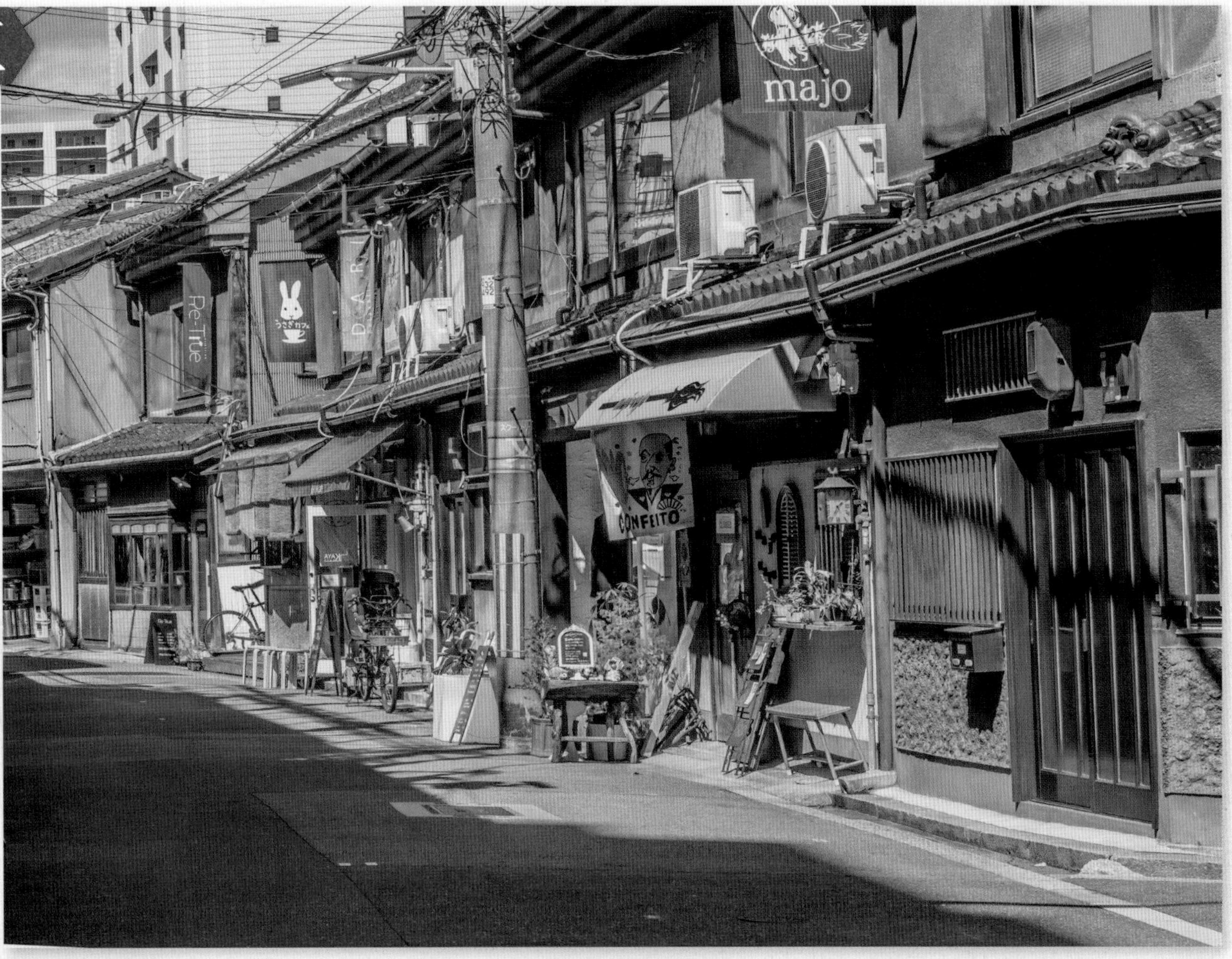

誤

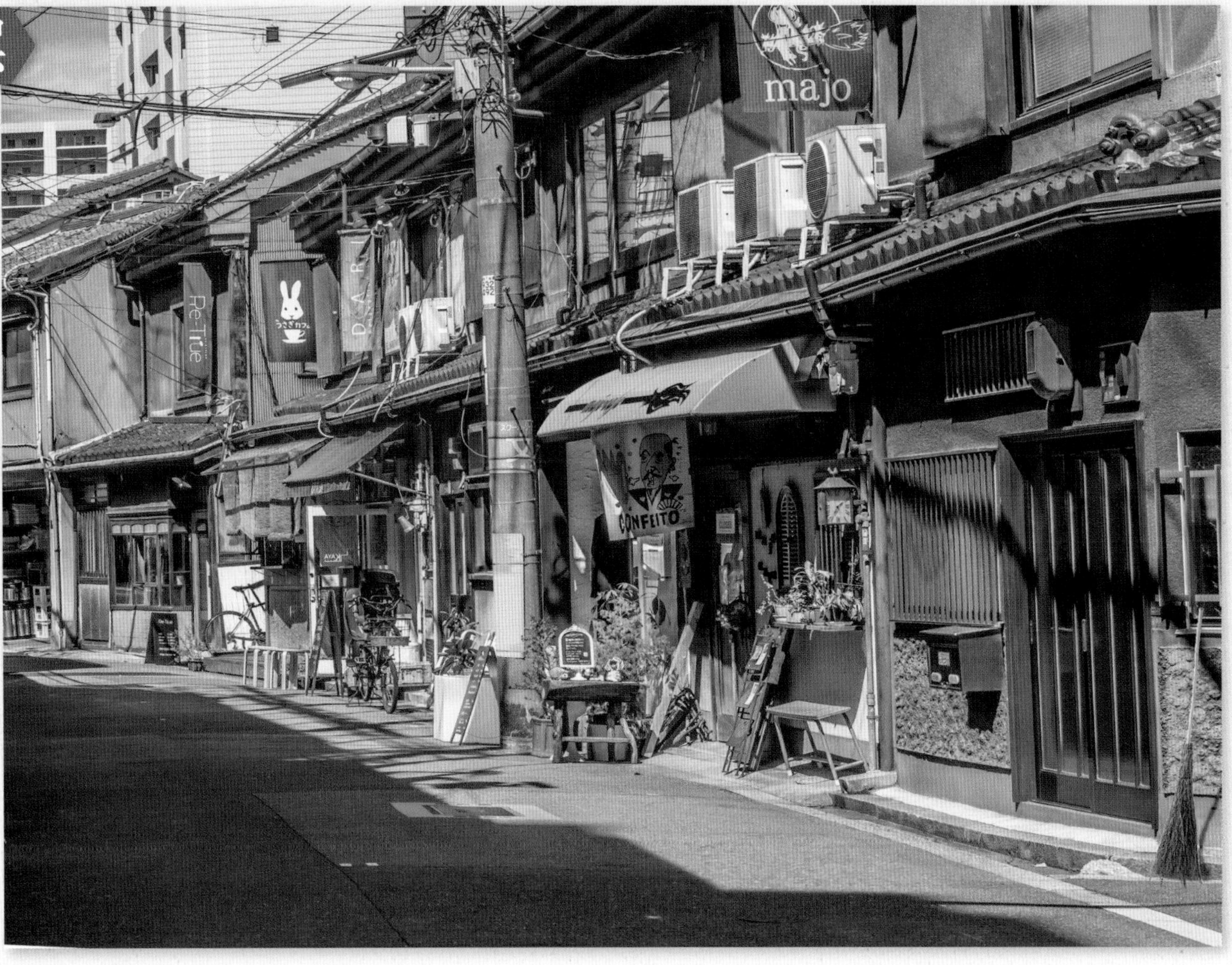

間違いは7つ。1分で探しましょう。

➡解答は69ページ

45 コタツ

寒い日は１日じゅう入っていたくなるコタツ。座ってテレビを見ていたはずなのに、だんだんウトウトしてきて……。お母さんに「カゼを引くから起きなさい！」と怒られてハッと目を覚ますこともしばしばでした。

1分で見つけた数	個
全部見つけるまでの時間	分　秒

正

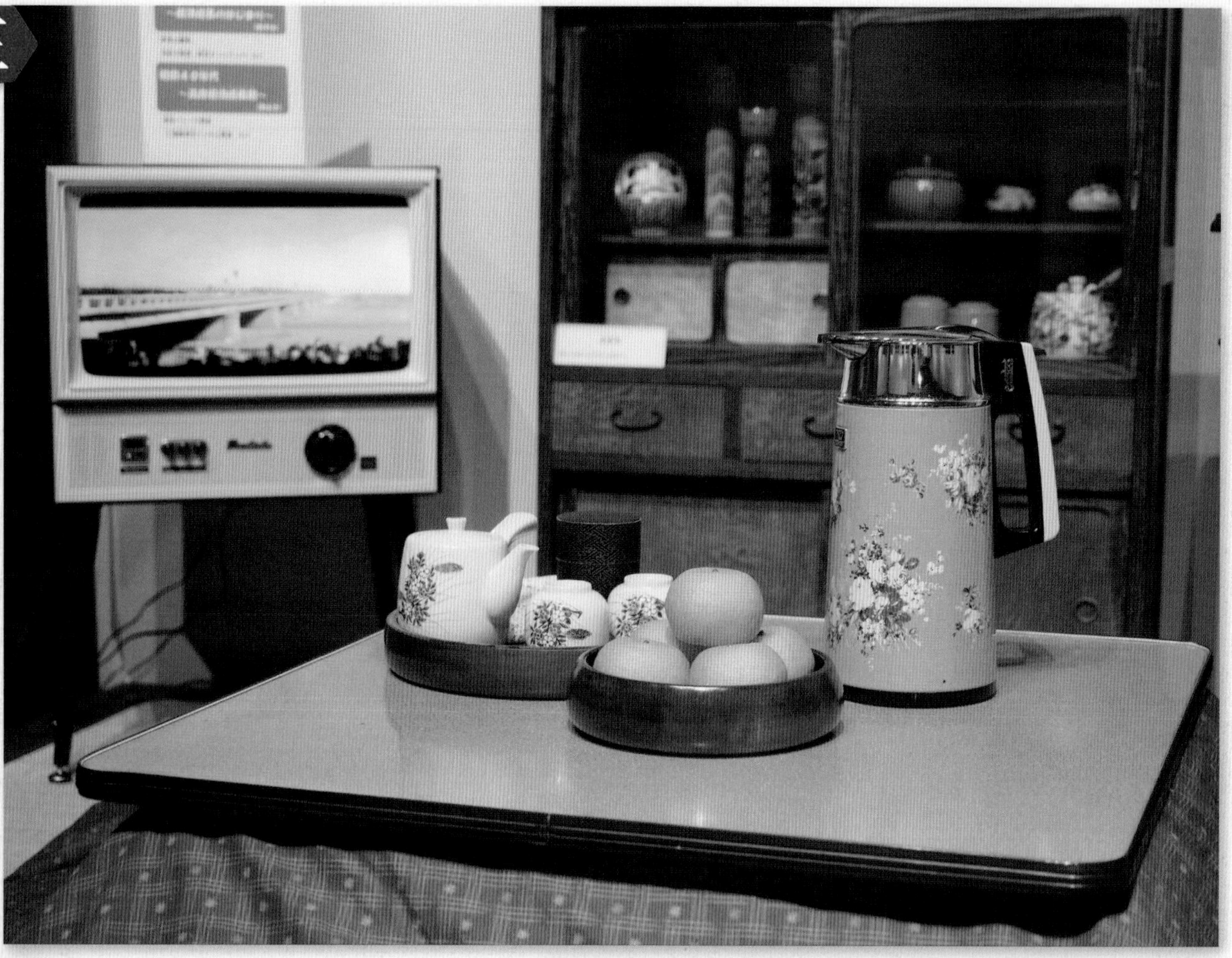

誤

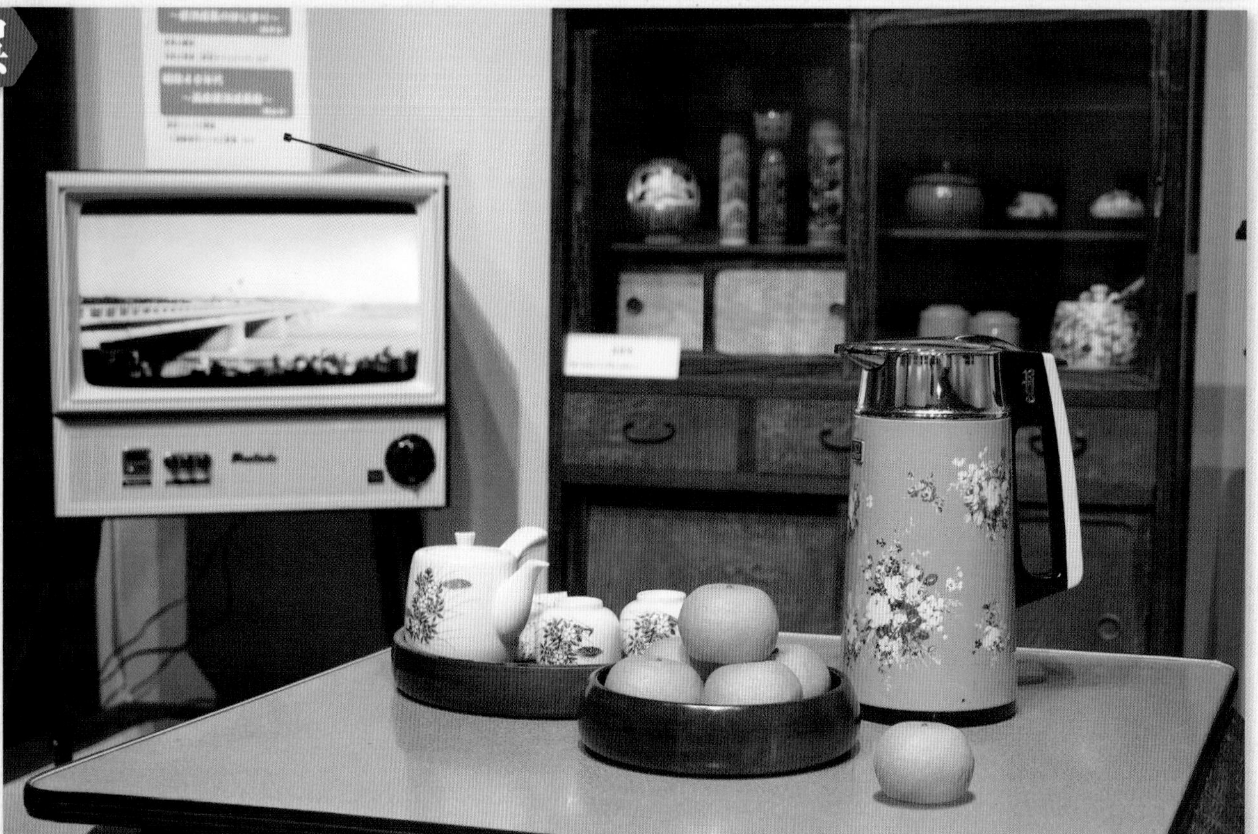

間違いは7つ。1分で探しましょう。

➡解答は69ページ

46 ダルマストーブ

冷えた教室と体を温めてくれるダルマストーブは冬場の人気者。上にやかんを乗せれば湯を沸かせたり、近くに濡れたものを置けば乾かすことができたりと一石三鳥の代物で、ストーブ前の場所取りが大変でした。

1分で見つけた数	個
全部見つけるまでの時間	分　秒

正

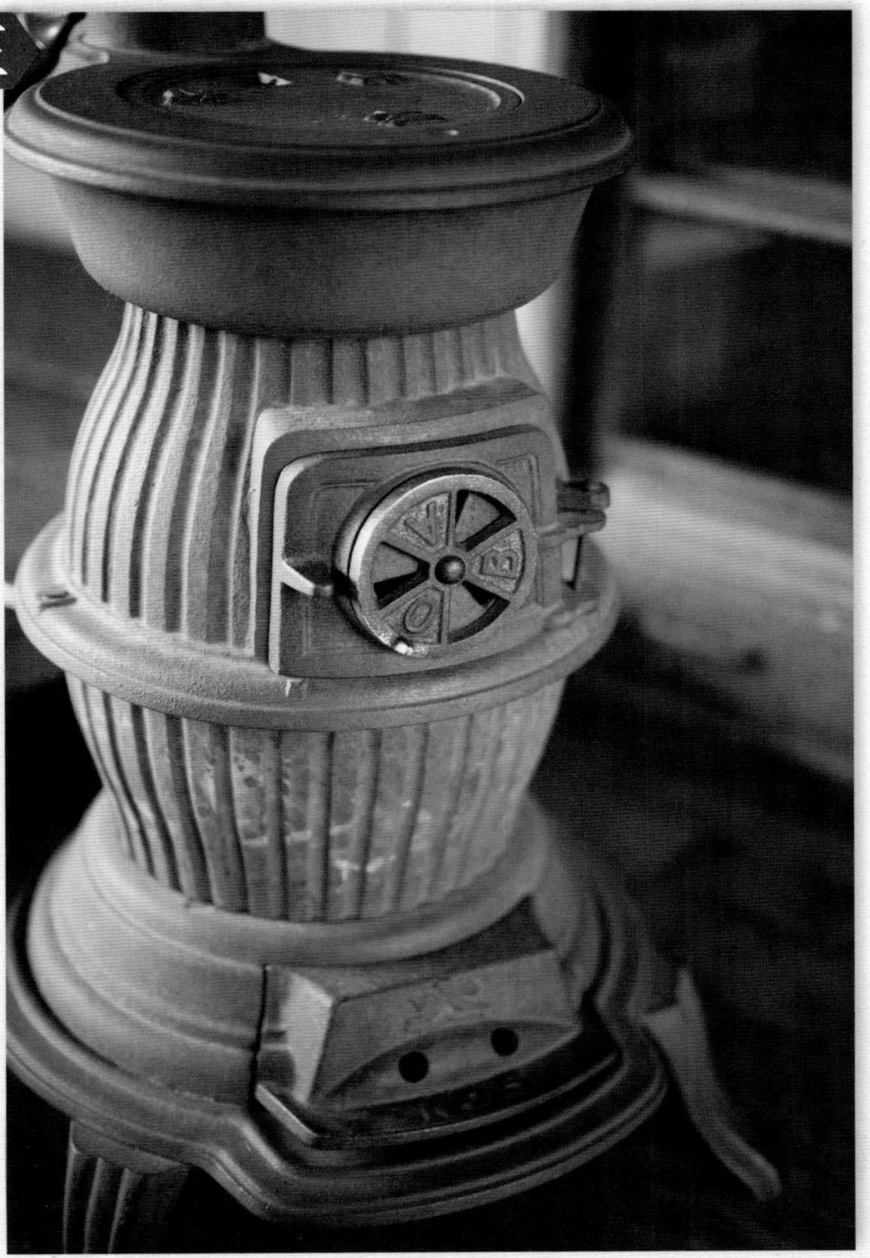

誤

間違いは7つ。1分で探しましょう。

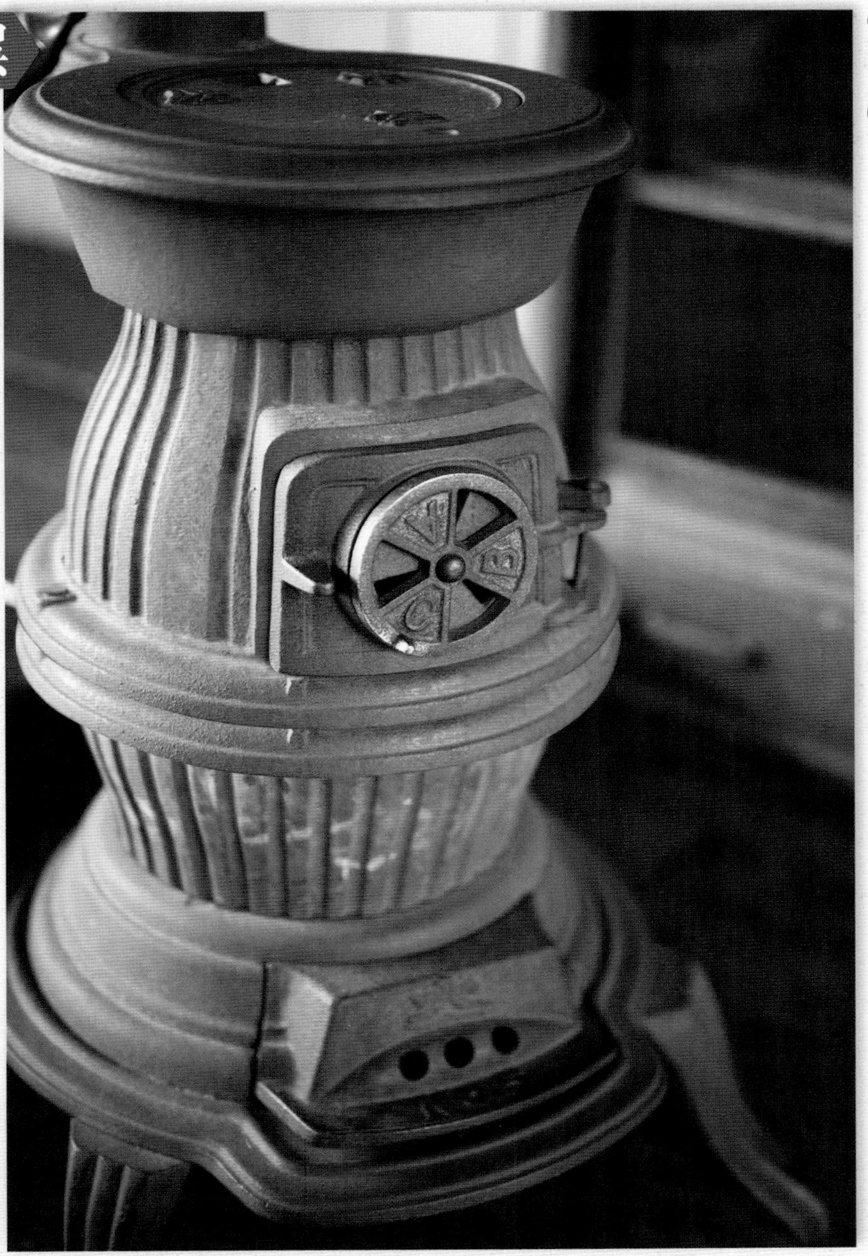

➡解答は69ページ

47 新婚旅行

昭和中期以降、宮崎県が「新婚旅行のメッカ」として大にぎわい。ピーク時にはなんと年間37万組以上の新婚さんが訪れました。ブームのきっかけは、皇室ゆかりの島津ご夫妻が宮崎訪問をされたことでした。

1分で見つけた数	個
全部見つけるまでの時間	分　秒

正

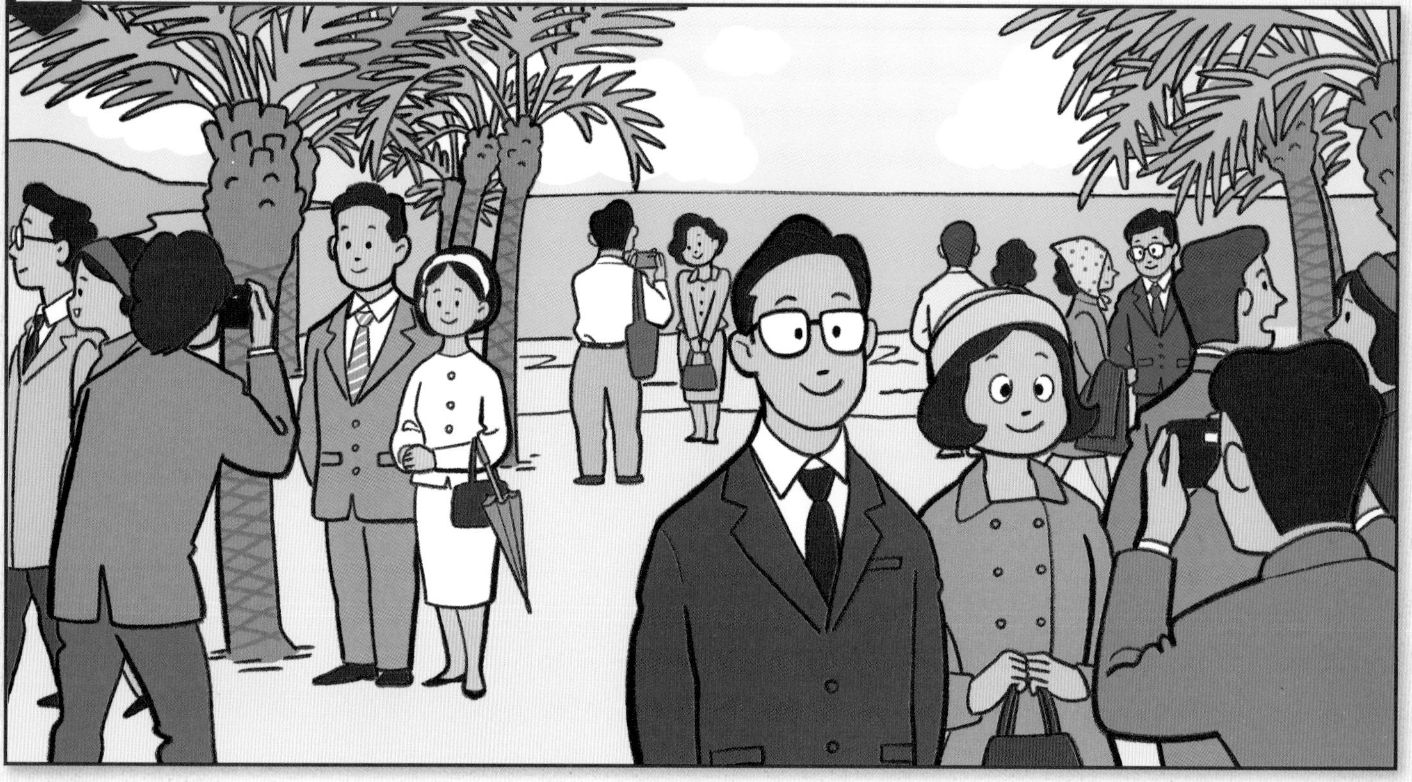

誤　間違いは7つ。1分で探しましょう。

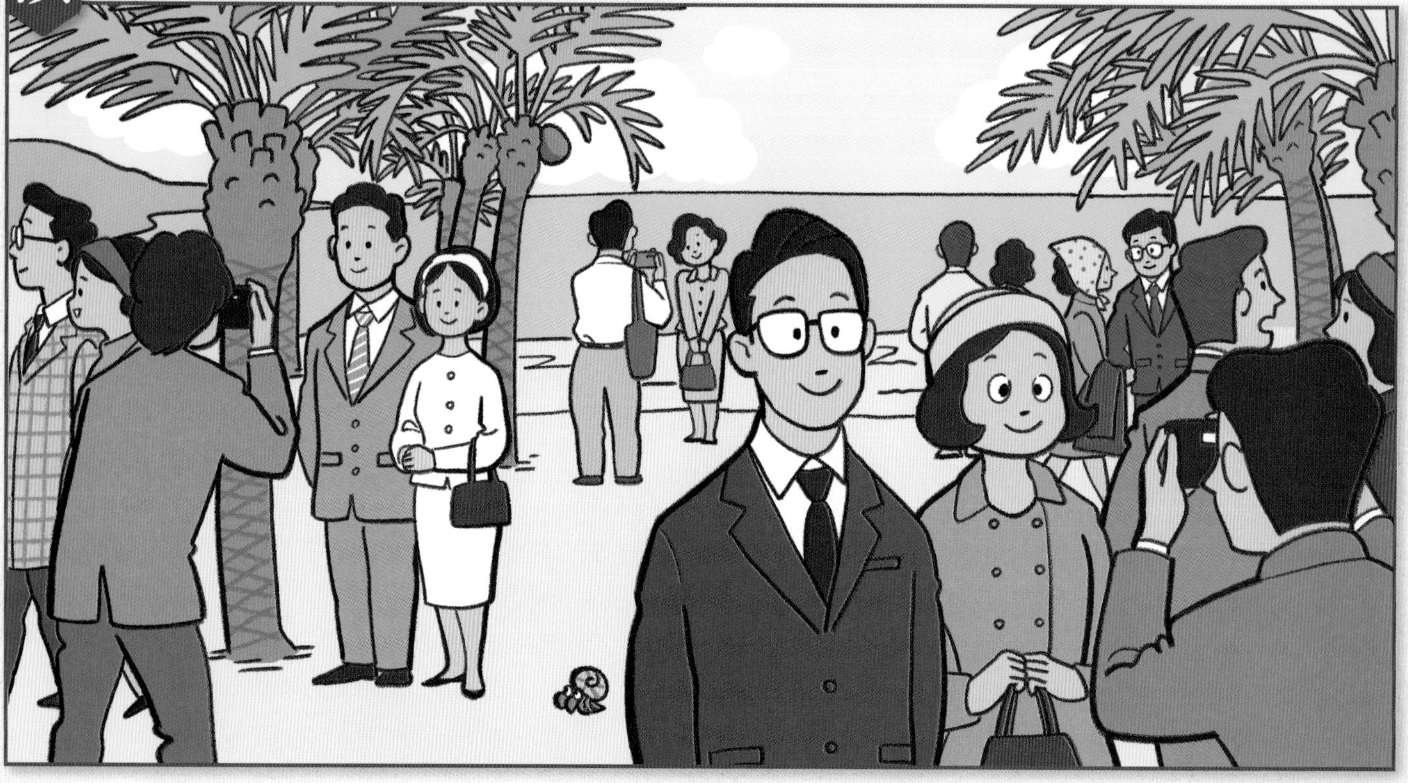

➡解答は69ページ

48

歩行者天国

1970年８月に東京都の銀座や池袋など４地区で歩行者天国がスタート。この時期、流行したのが立ち食いのカップラーメン。当時はお箸でなく、プラスチック製の小さいフォークで食べていました。

1分で見つけた数	個
全部見つけるまでの時間	分　秒

正

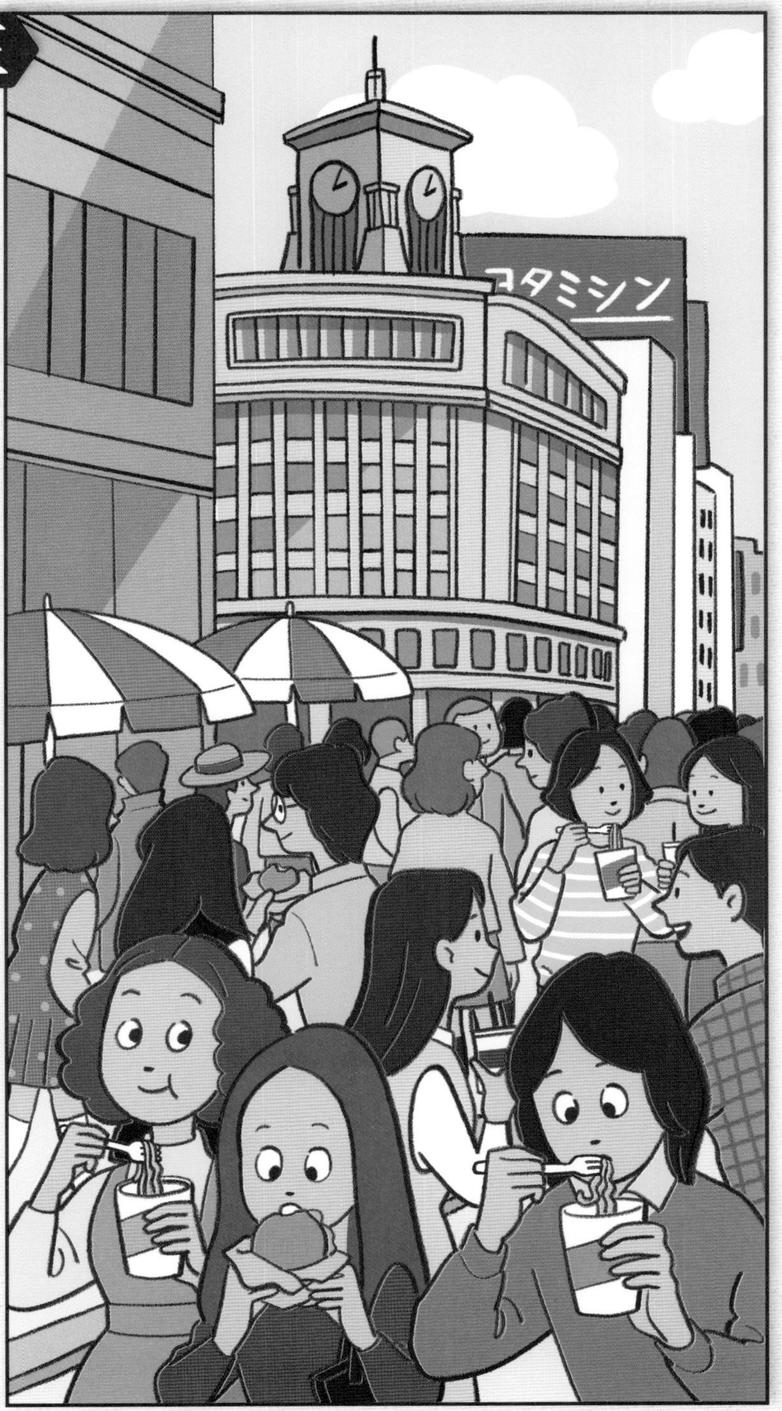

誤

間違いは7つ。1分で探しましょう。

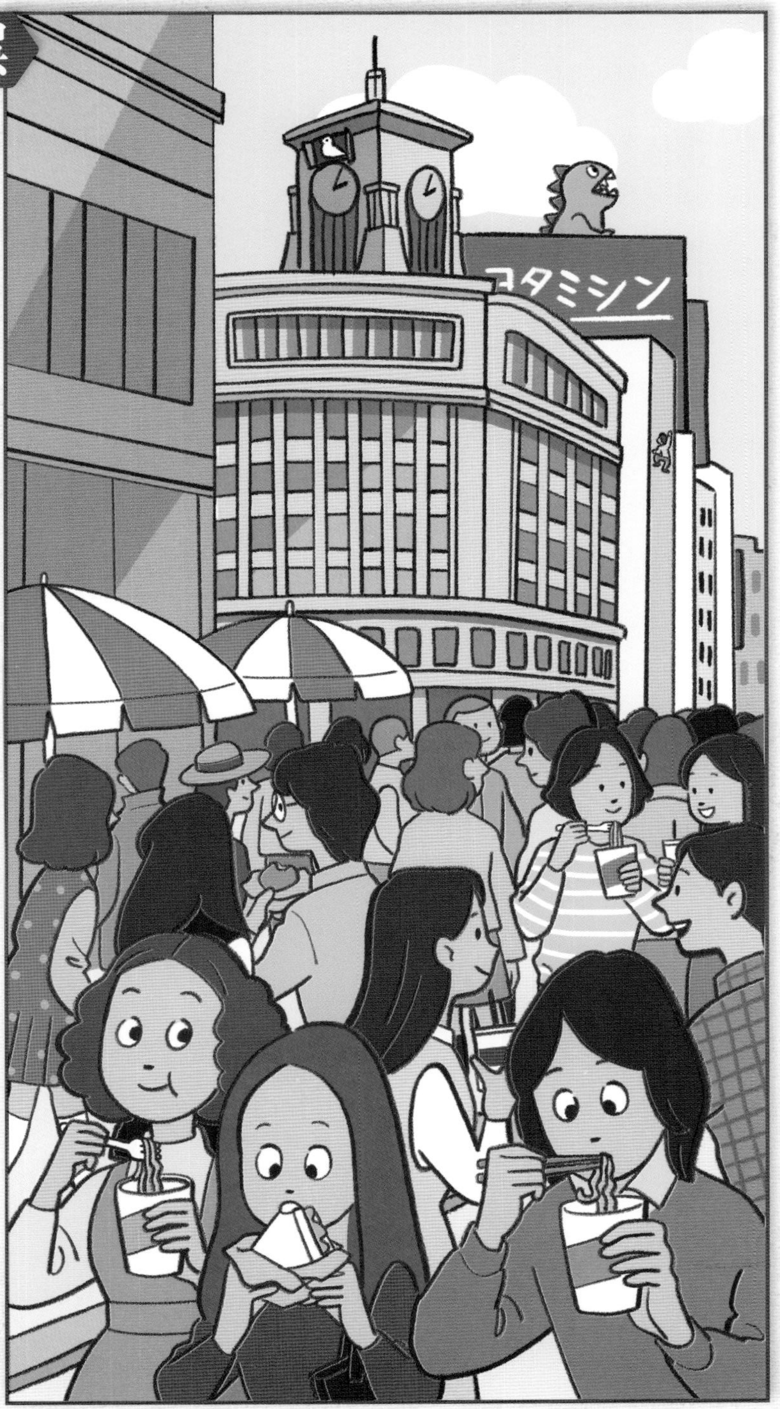

➡解答は70ページ

49 木造校舎

どこか安心する木の香りが漂う木造校舎。床のきしむ音のする場所は楽しくて、わざと踏んで歩いていました。廊下の柱には上級生が彫刻刀で彫ったであろう落書きが。たいてい、あいあい傘でした。

1分で見つけた数	個
全部見つけるまでの時間	分　秒

正

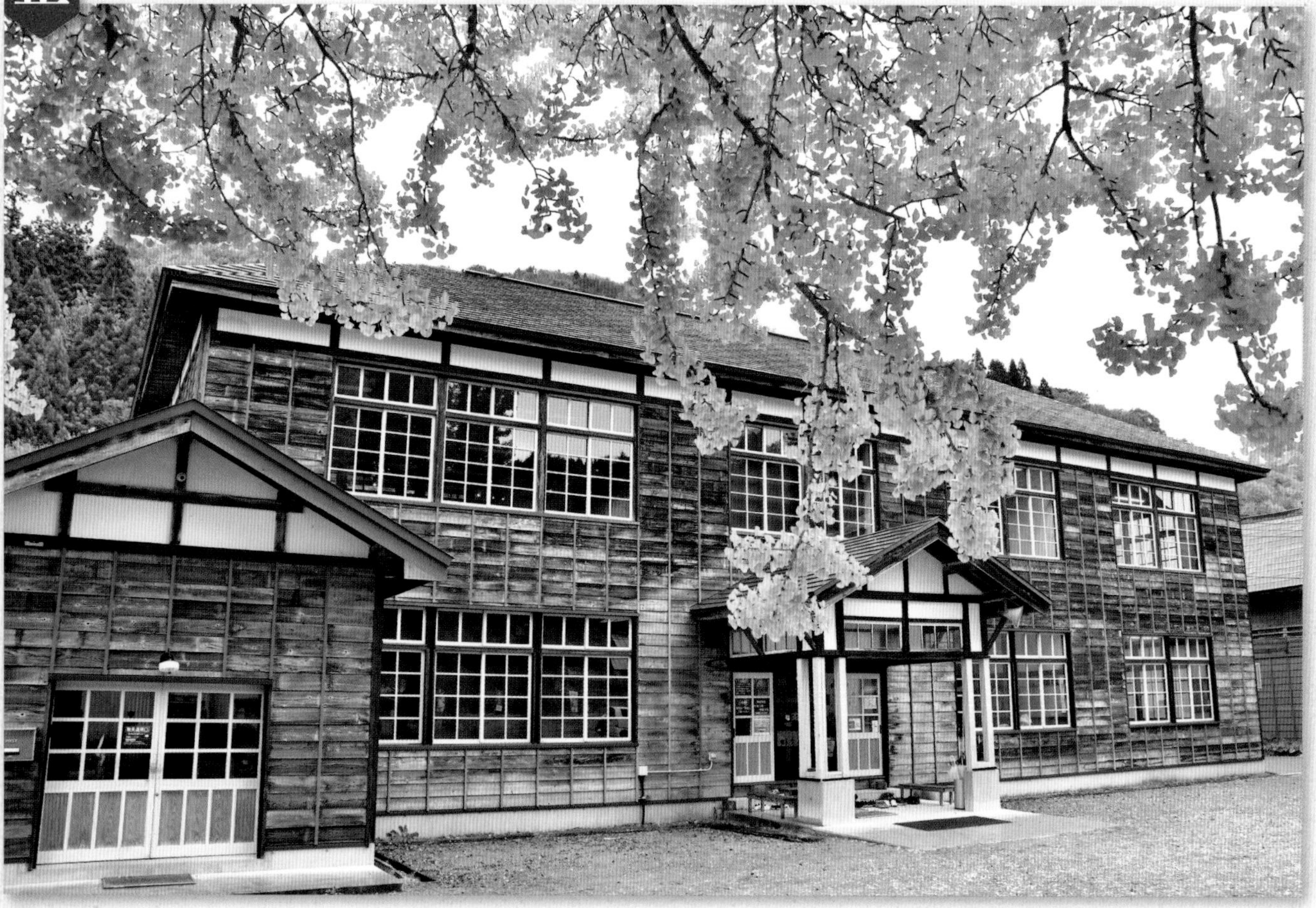

誤　間違いは7つ。1分で探しましょう。

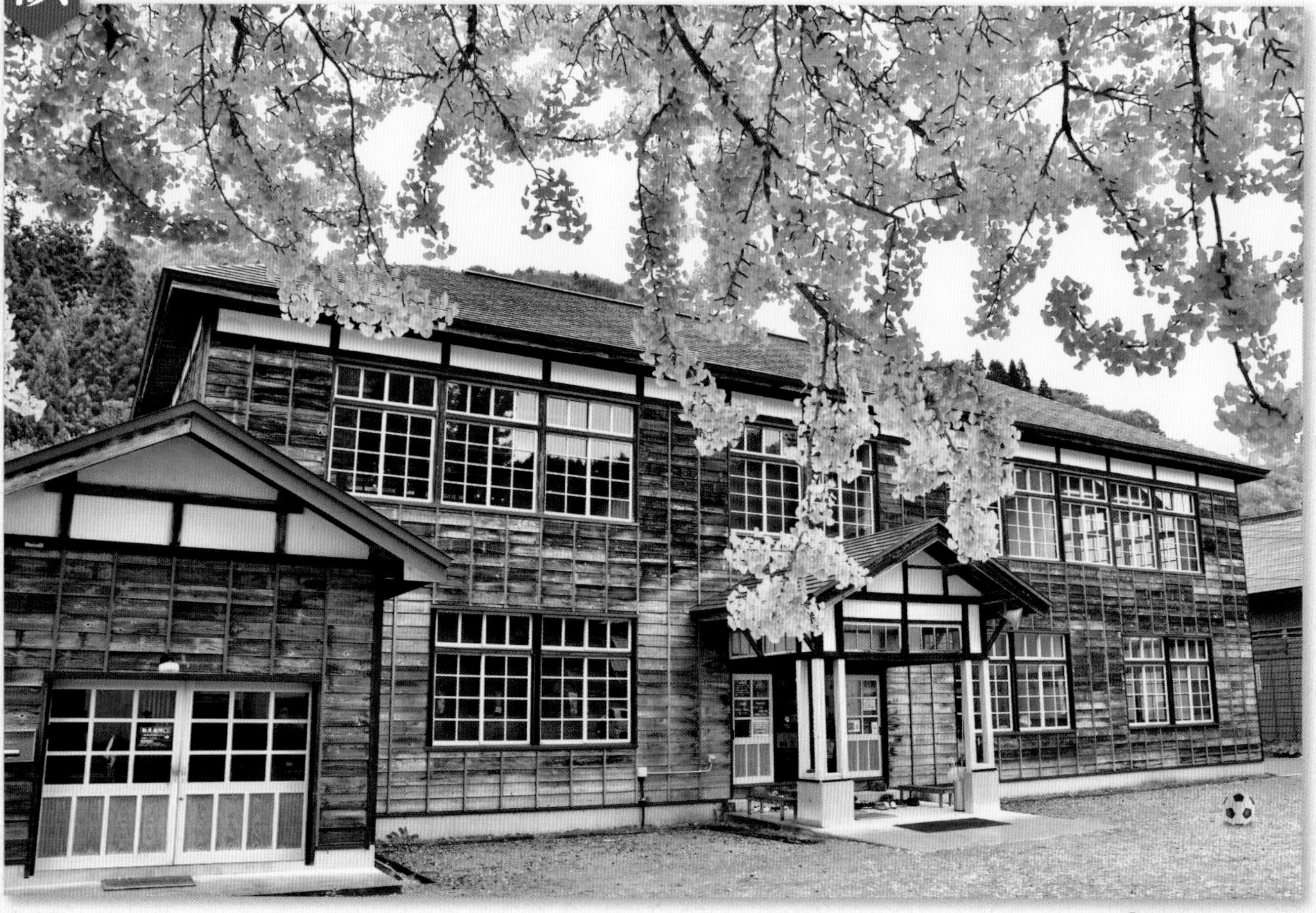

➡解答は70ページ

50 レトロ自販機

硬貨を入れてボタンを押すと、できたてホカホカのうどんやそばが出てくる食品用の自販機。ラーメン版は、地域によってだしやつゆの味が違っていて、お店にも負けないこだわりの味つけでした。

1分で見つけた数	個
全部見つけるまでの時間	分　秒

➡解答は70ページ

正

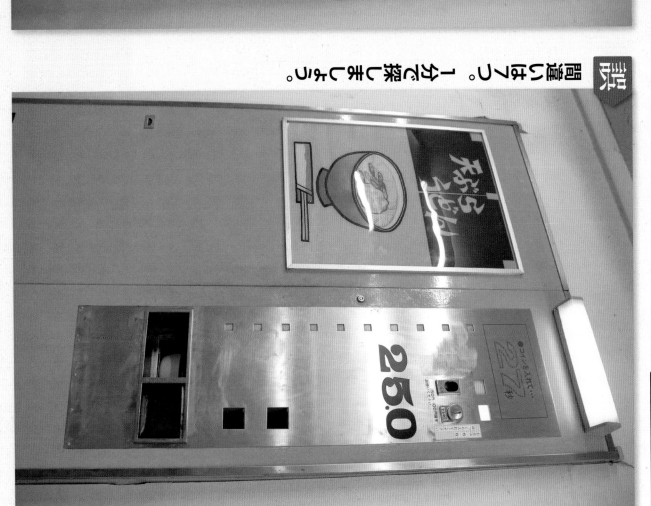

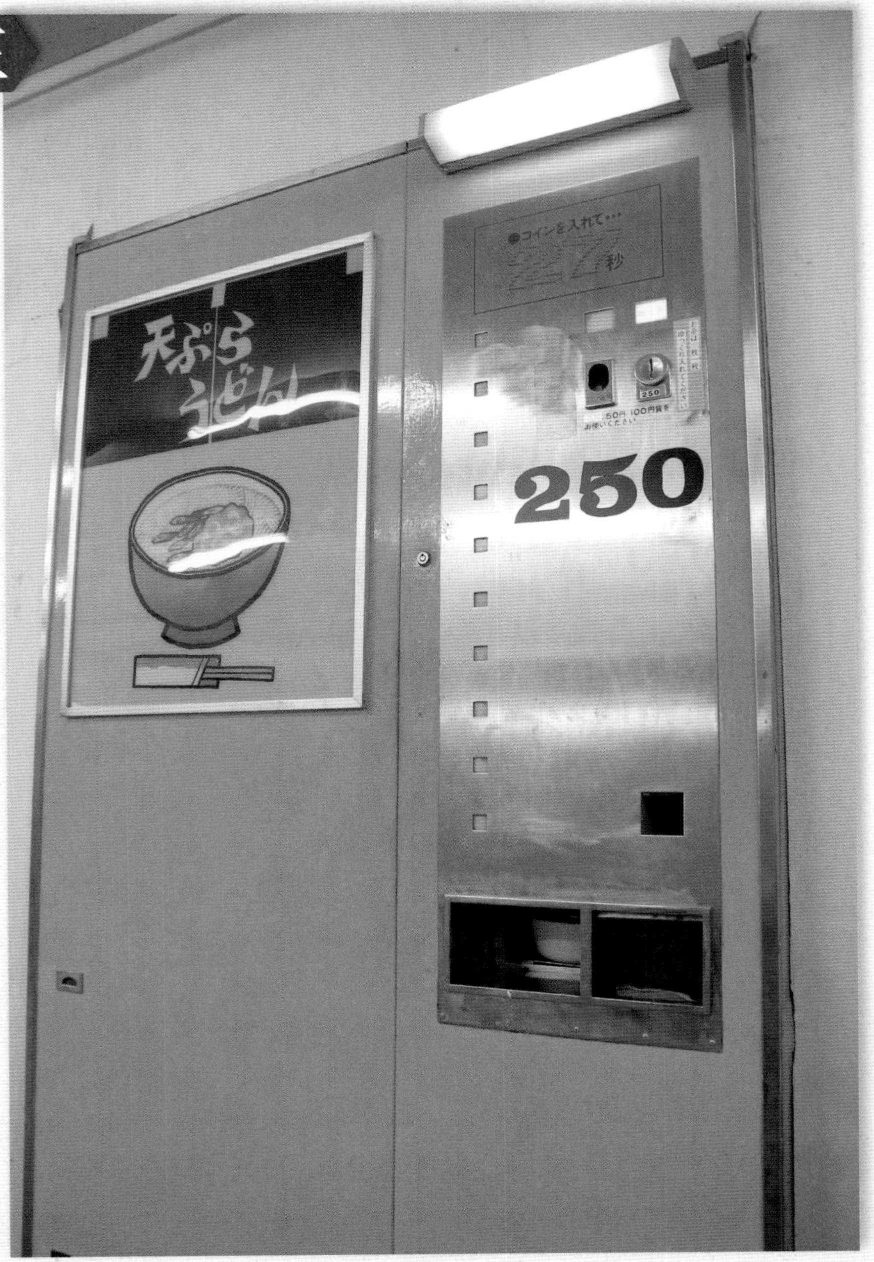

誤

間違いは7つ。1分で探しましょう。

51 細い裏路地

車が通れない細い道は安全で、大人の目を身近に感じながら子供たちが格好の遊び場にしていました。塀の陰は、かくれんぼやだるまさんが転んだに最適でした。

1分で見つけた数	個
全部見つけるまでの時間	分　秒

正

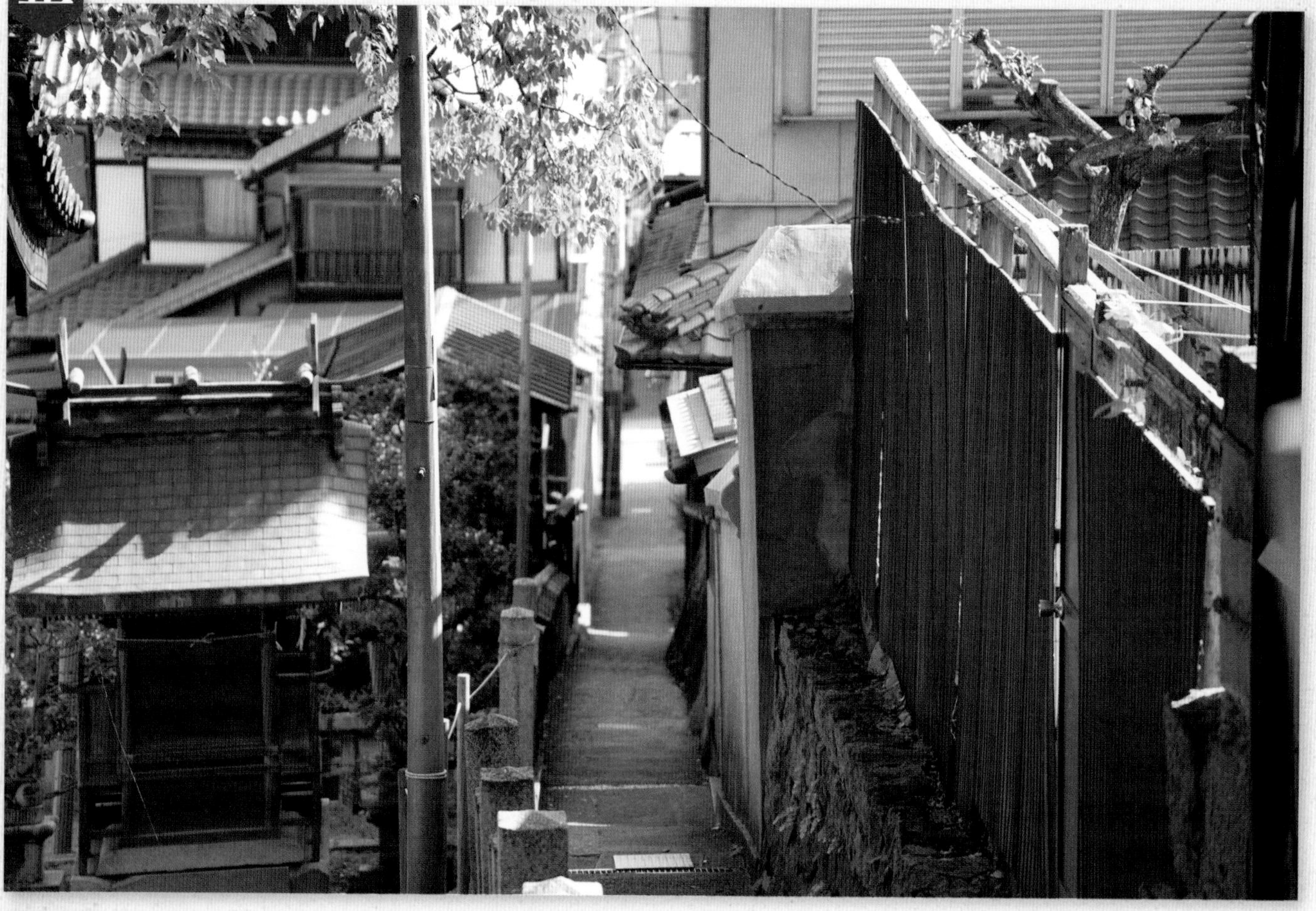

誤　間違いは7つ。1分で探しましょう。

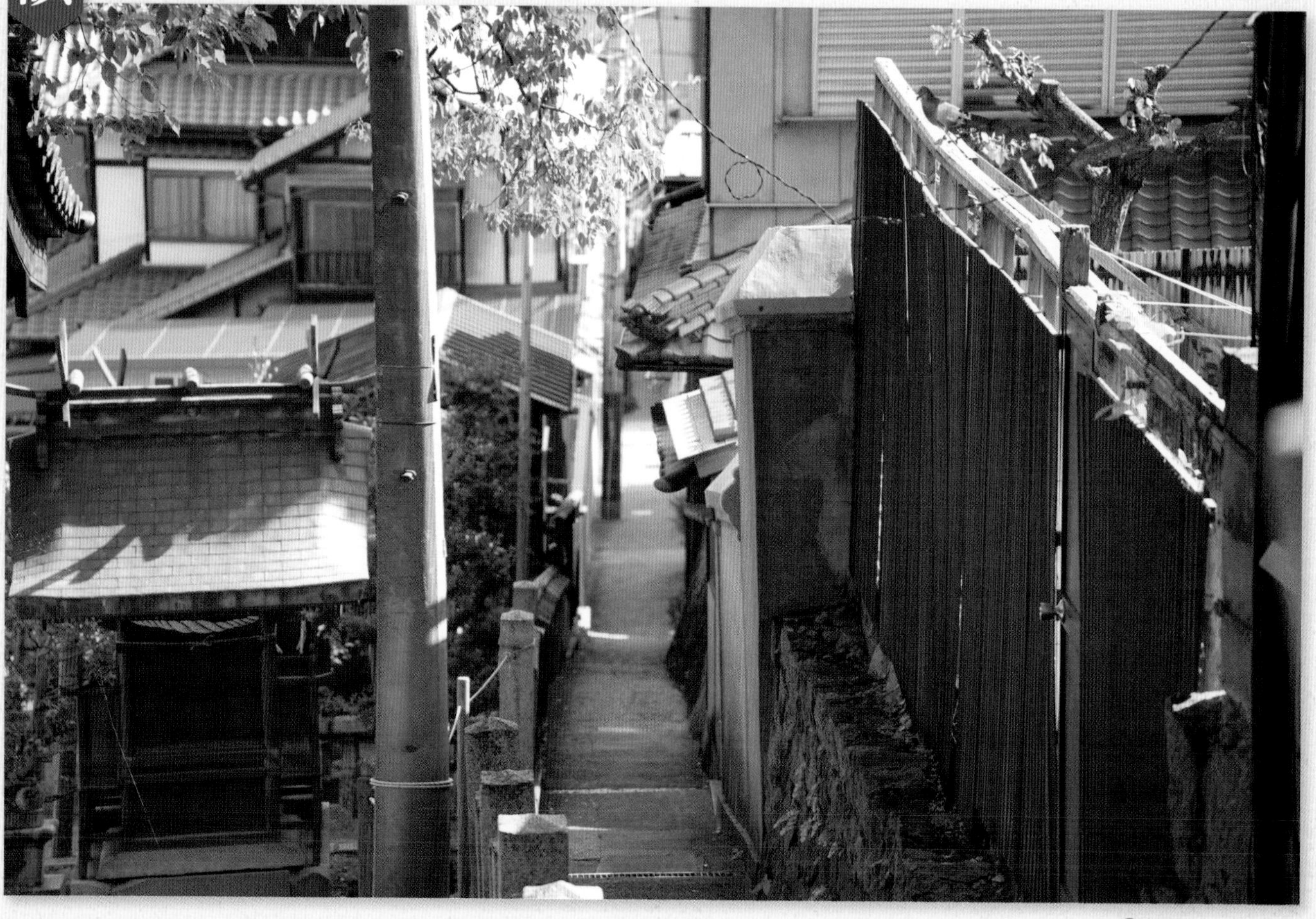

➡解答は70ページ

52 赤ちゃん

お気に入りの人形の中心に赤ちゃんの記念撮影。おしゃれなベビーチェアに座らせて家族みんなで一生懸命あやします。成長するにつれてチェアを使わなくなり、いつしか洗濯物置きになっていることも。

1分で見つけた数	個
全部見つけるまでの時間	分　秒

正

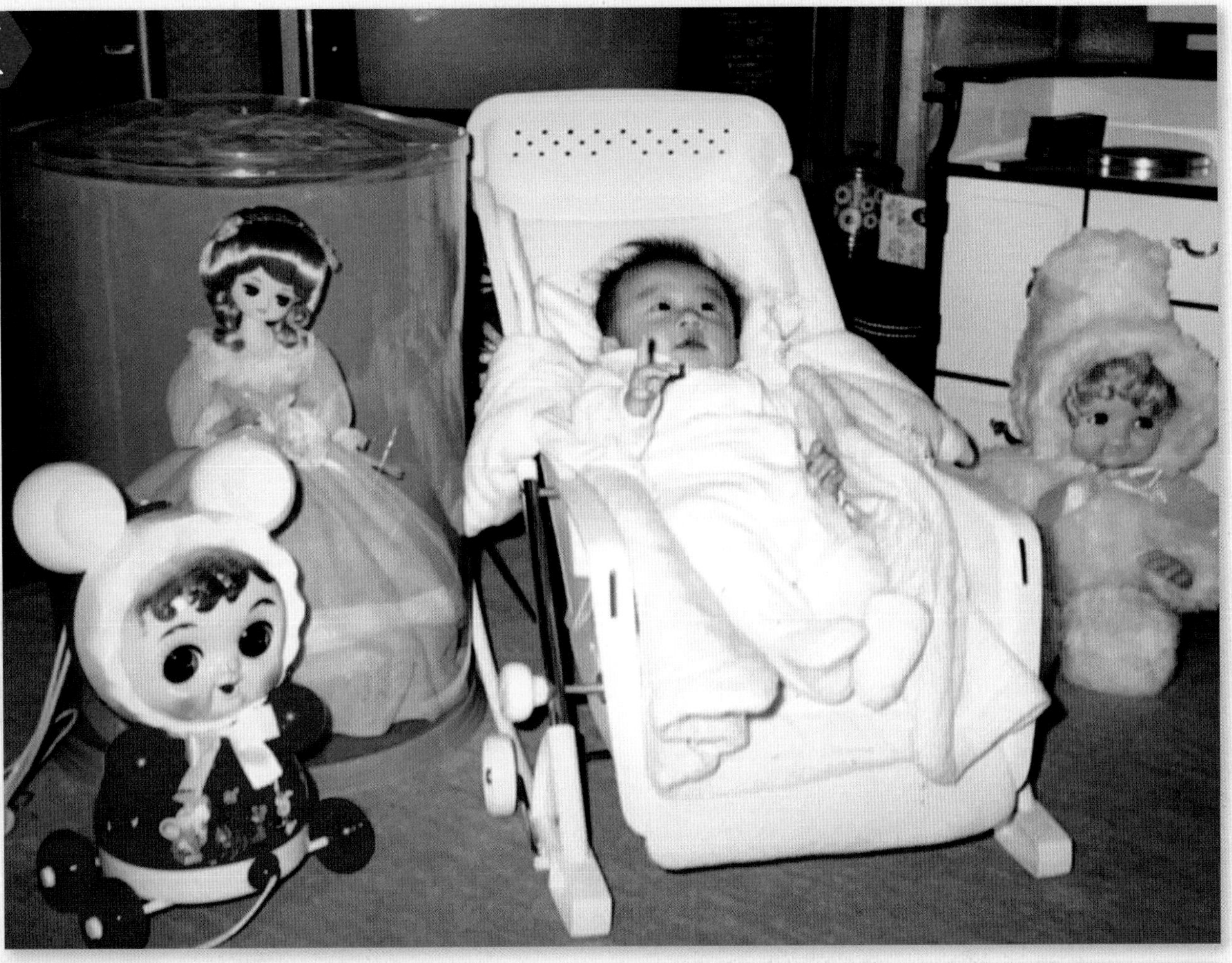

誤

間違いは7つ。1分で探しましょう。

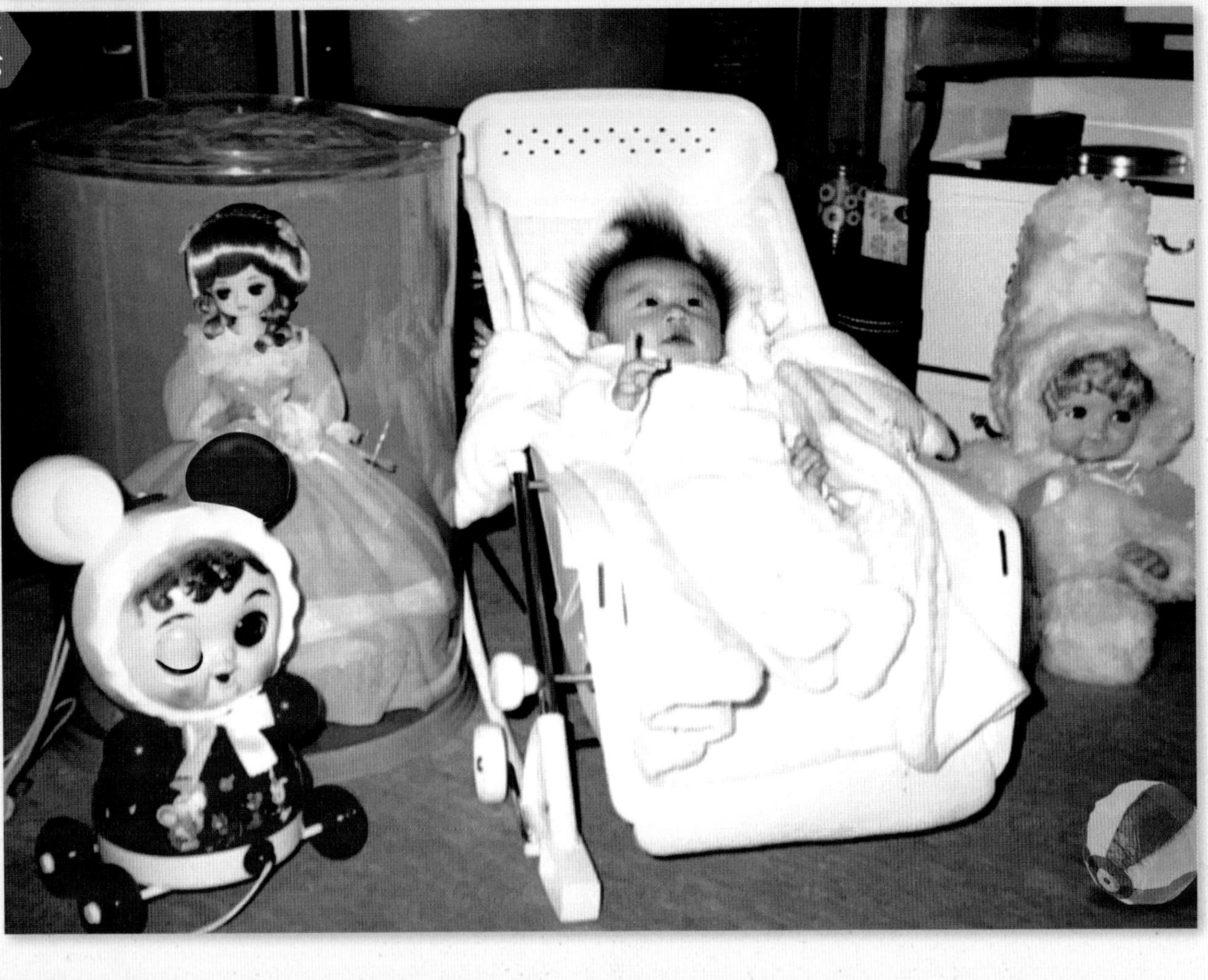

➡解答は70ページ

53 花いちもんめ

１度は遊んだことのある花いちもんめ。人気者は取ったり取られたりされていました。盛り上がりすぎてついつい大声で歌っていると、近所の人にしかられたりすることもありました。逃げるときもみんないっしょです。

1分で見つけた数	個
全部見つけるまでの時間	分　秒

正

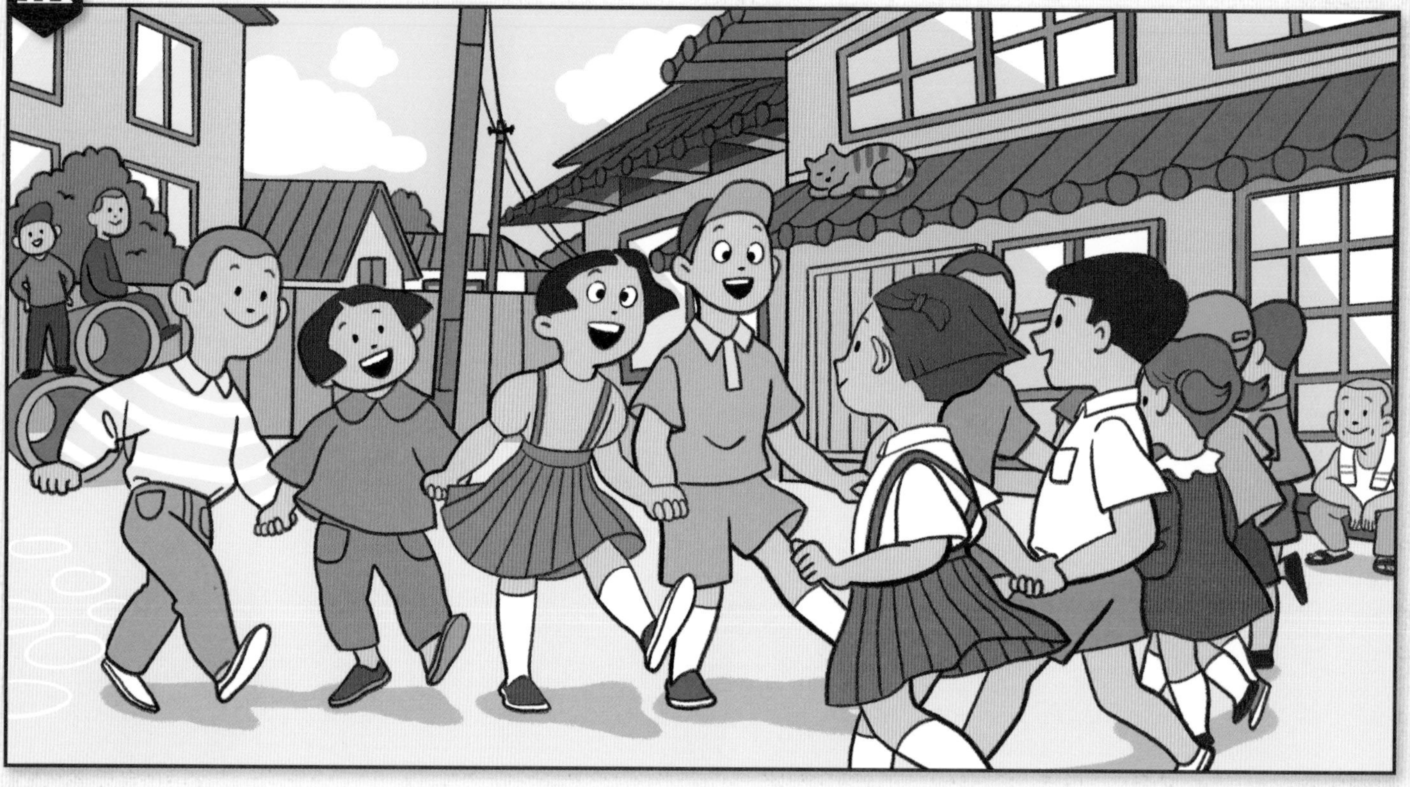

誤　間違いは7つ。1分で探しましょう。

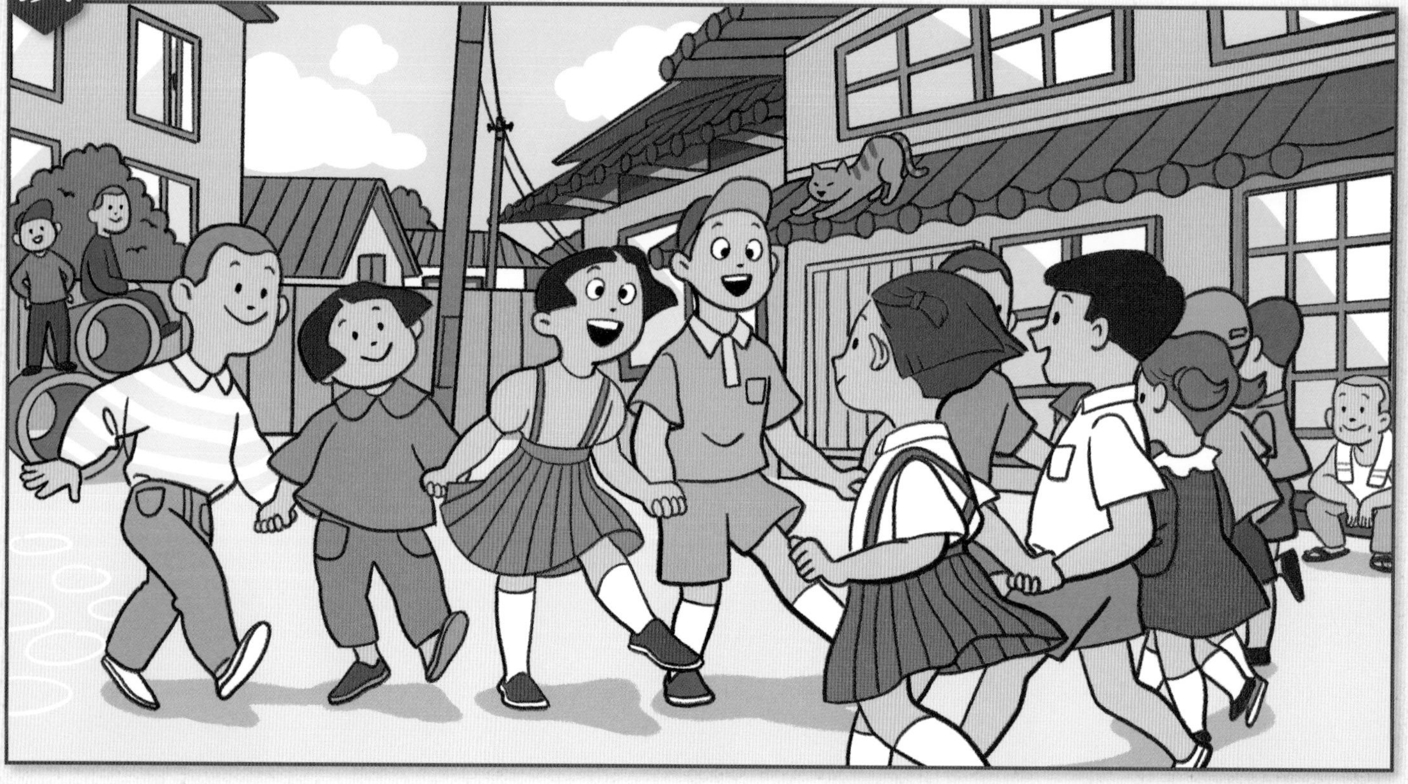

➡解答は70ページ

⑭54 初恋

学校の帰り道。手をつなぎたいのに、恥ずかしくてつなげないもどかしさに悩んだ青春時代。ふたりの世界にひたっているので後ろからコッソリ友達に見られているのに気づかず、後日知って顔から火が出そうになりました。

1分で見つけた数	個
全部見つけるまでの時間	分　秒

正

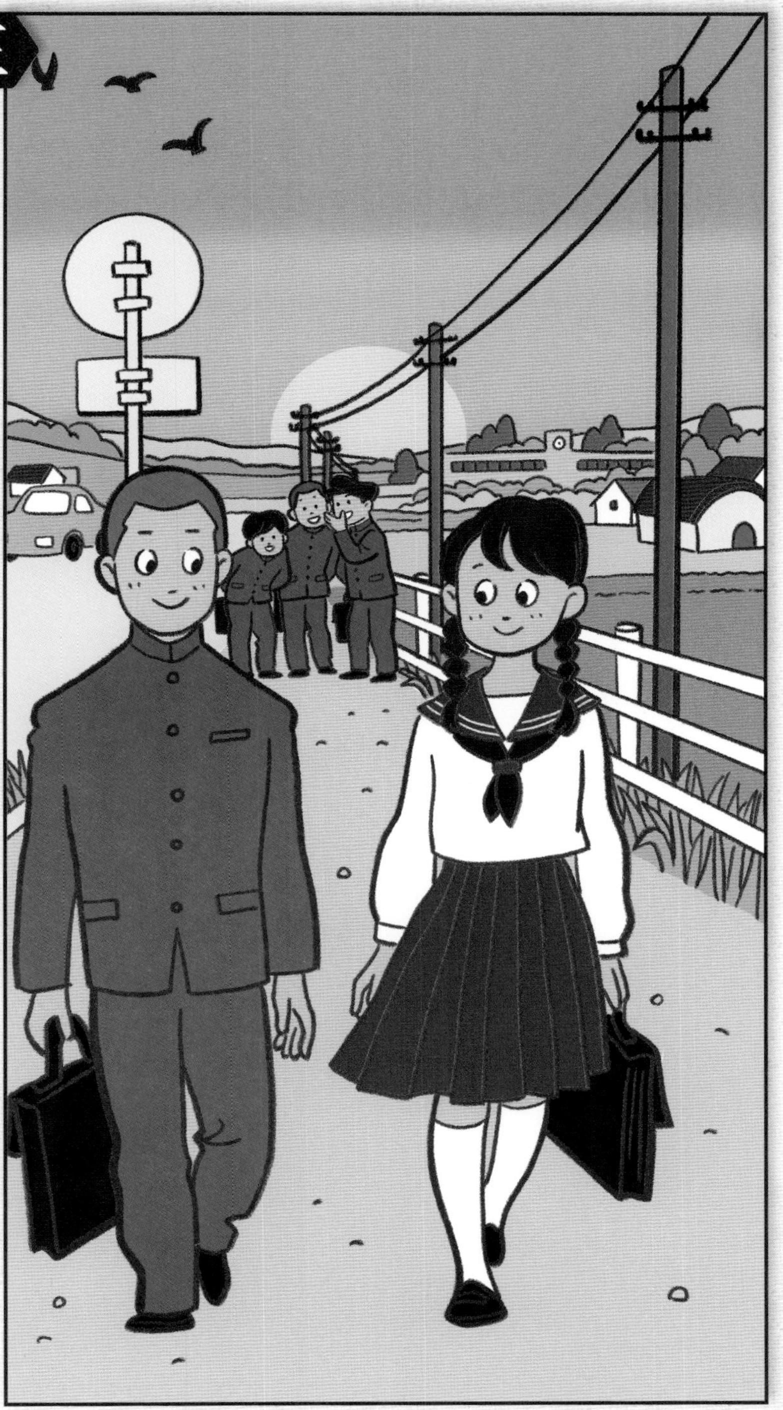

誤

間違いは7つ。1分で探しましょう。

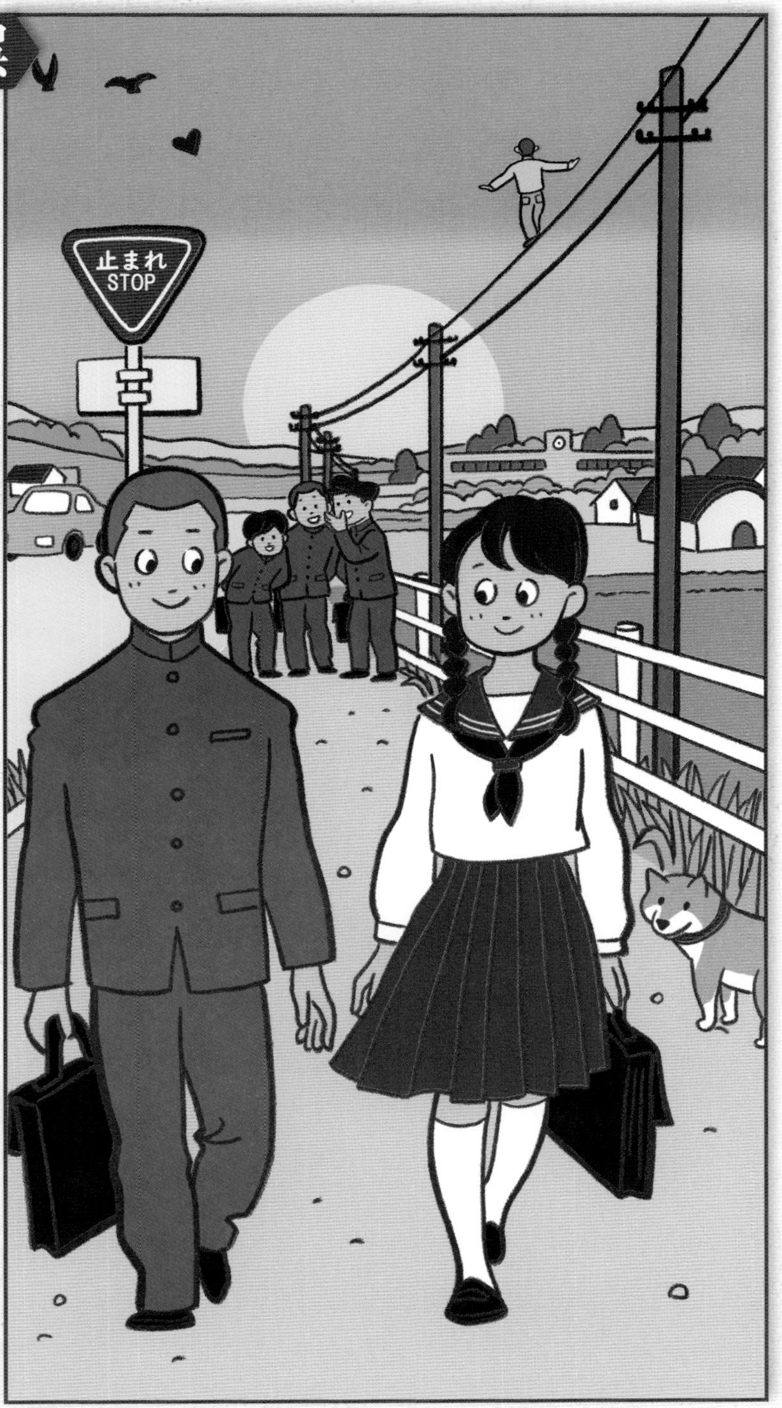

➡解答は70ページ

55 ミシン台

電気を使わない足踏みミシン。頑丈なので厚みがある布でも難なく縫えますが、とても重いのです。ペダルを踏むと鳴るカタンカタンという音が心地よくて、お母さんの横でジッと観察していました。

1分で見つけた数	個
全部見つけるまでの時間	分　秒

正

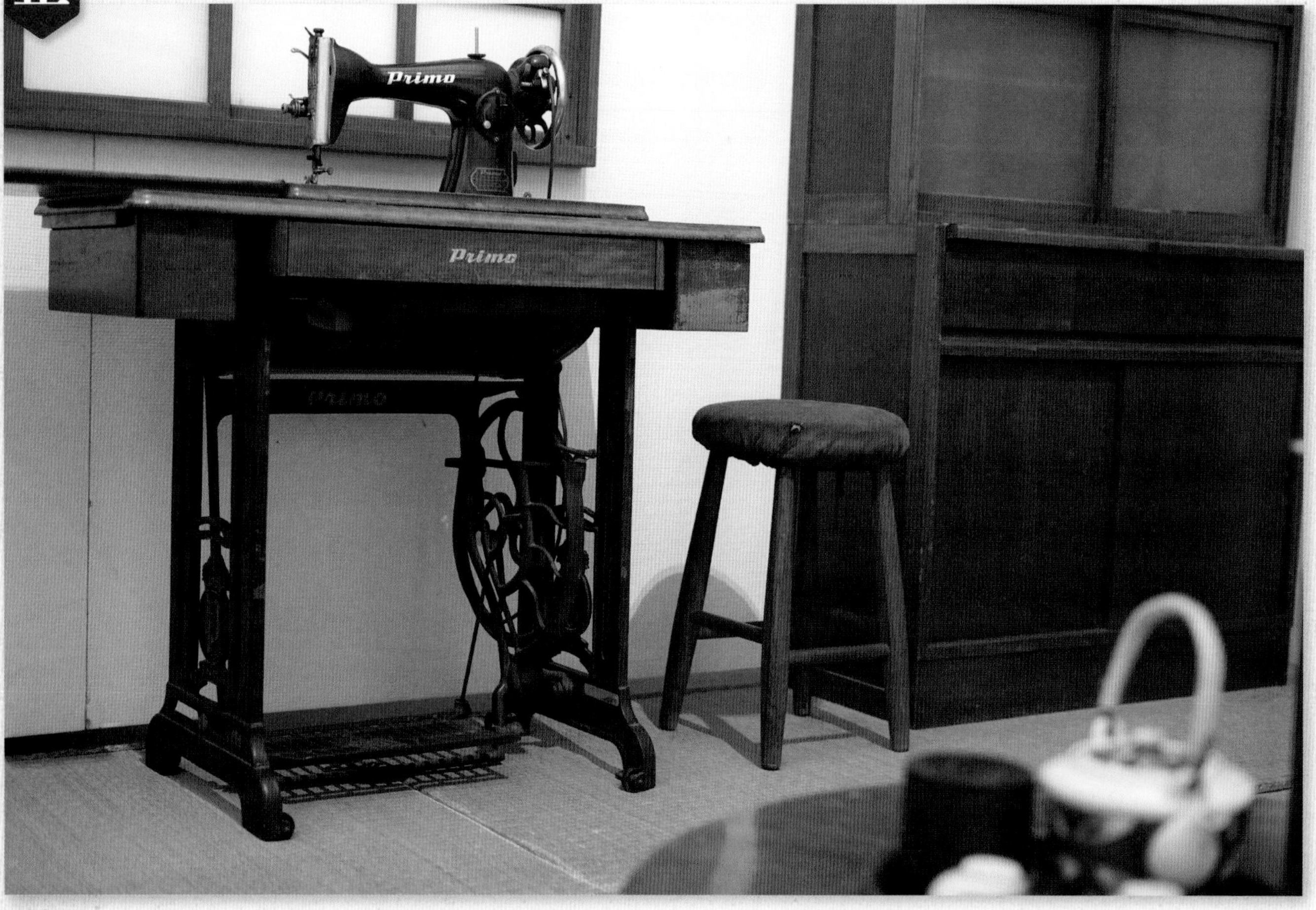

誤　間違いは7つ。1分で探しましょう。

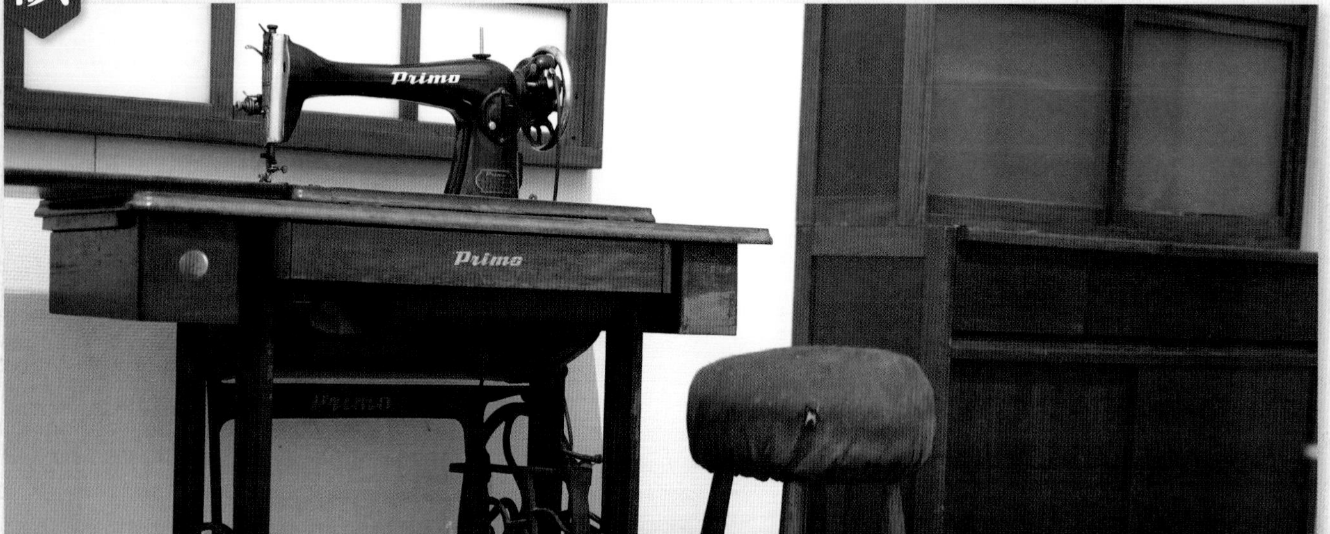

➡解答は71ページ

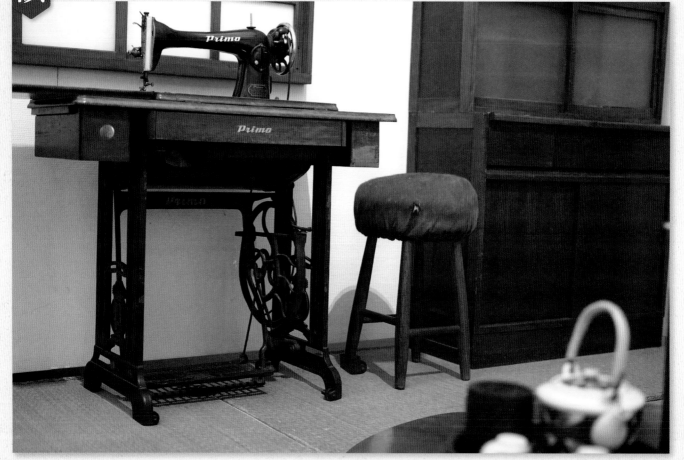

56 散歩

日傘をさしたお母さんと手をつないで公園までお散歩です。近所の散歩なのでお母さんの足元がはき慣れたサンダルになるのはご愛嬌です。あのころは、何を見ても不思議で質問攻めにしていました。

1分で見つけた数	個
全部見つけるまでの時間	分　秒

正

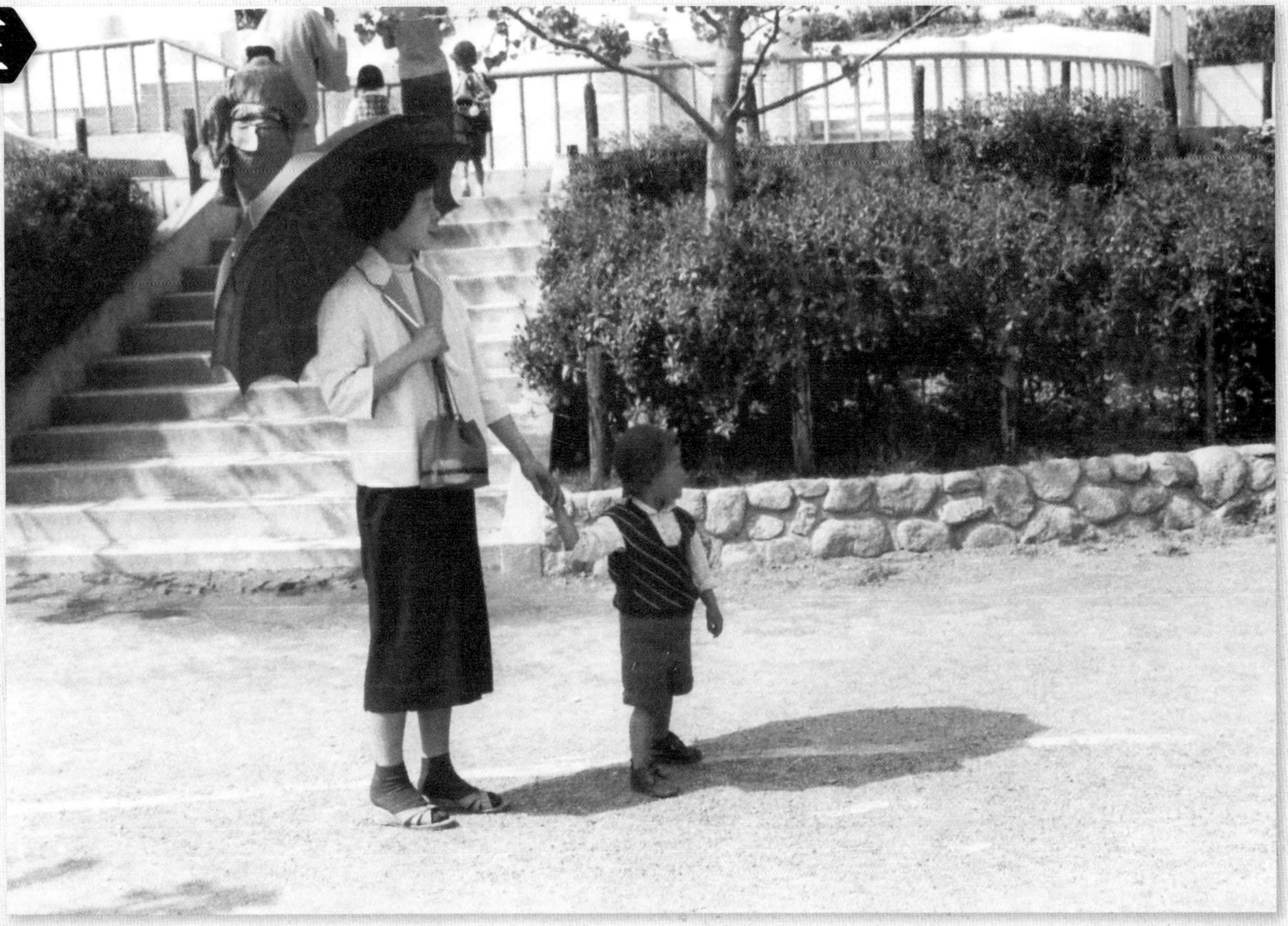

誤

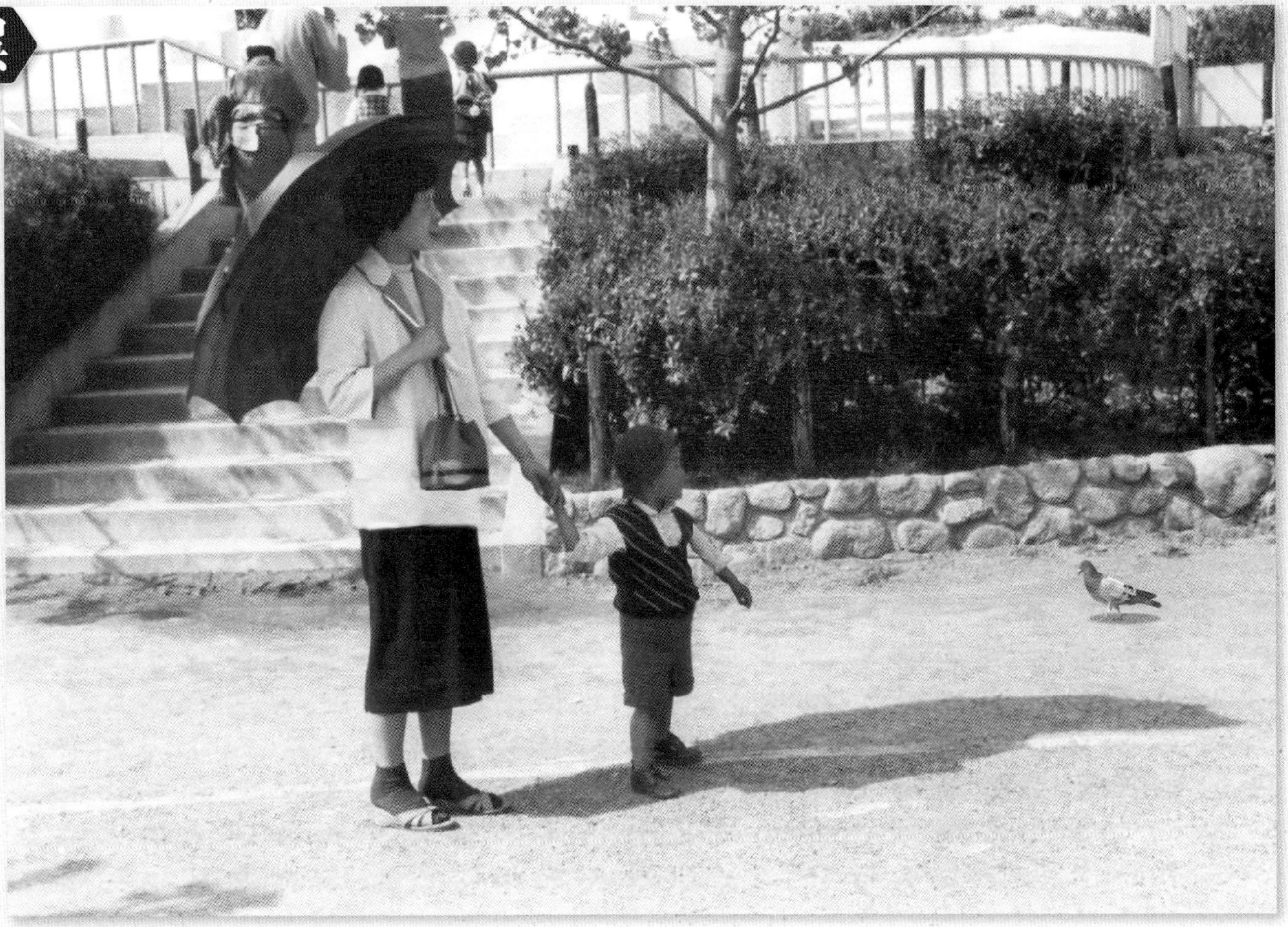

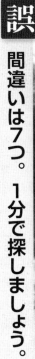

間違いは7つ。1分で探しましょう。

➡解答は71ページ

57 ネコ

神社やお店の前、家の縁側に突然フラッと姿を見せるネコ。声をかけてもチラッと一べつするだけで、マイペースで毛づくろいを始めます。いつのまにか消えていて、めっきり見かけない日も続く気まぐれ屋さんです。

1分で見つけた数	個
全部見つけるまでの時間	分　秒

正 ここからは逆さま間違い探しにもチャレンジ！

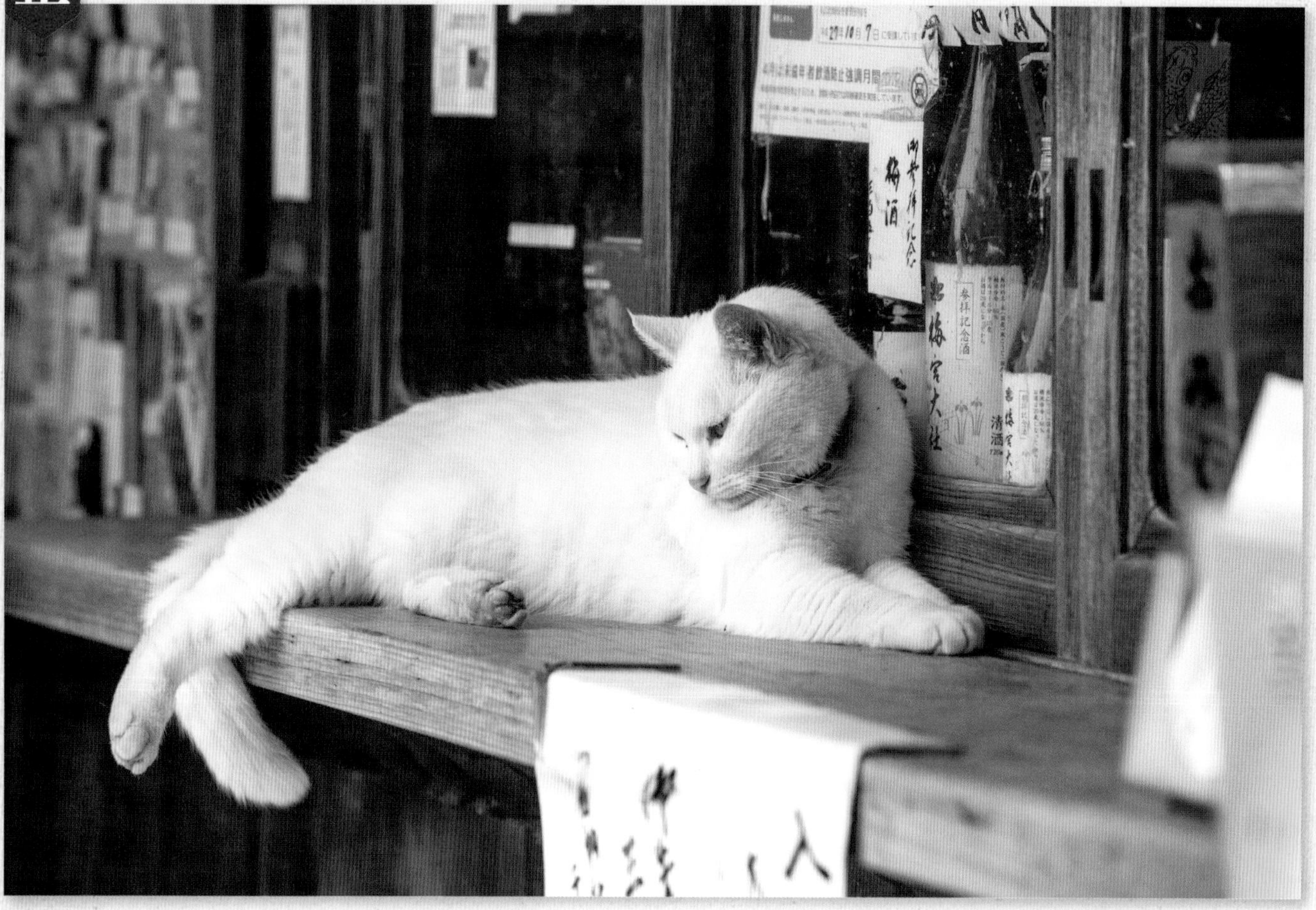

誤 間違いは7つ。1分で探しましょう。

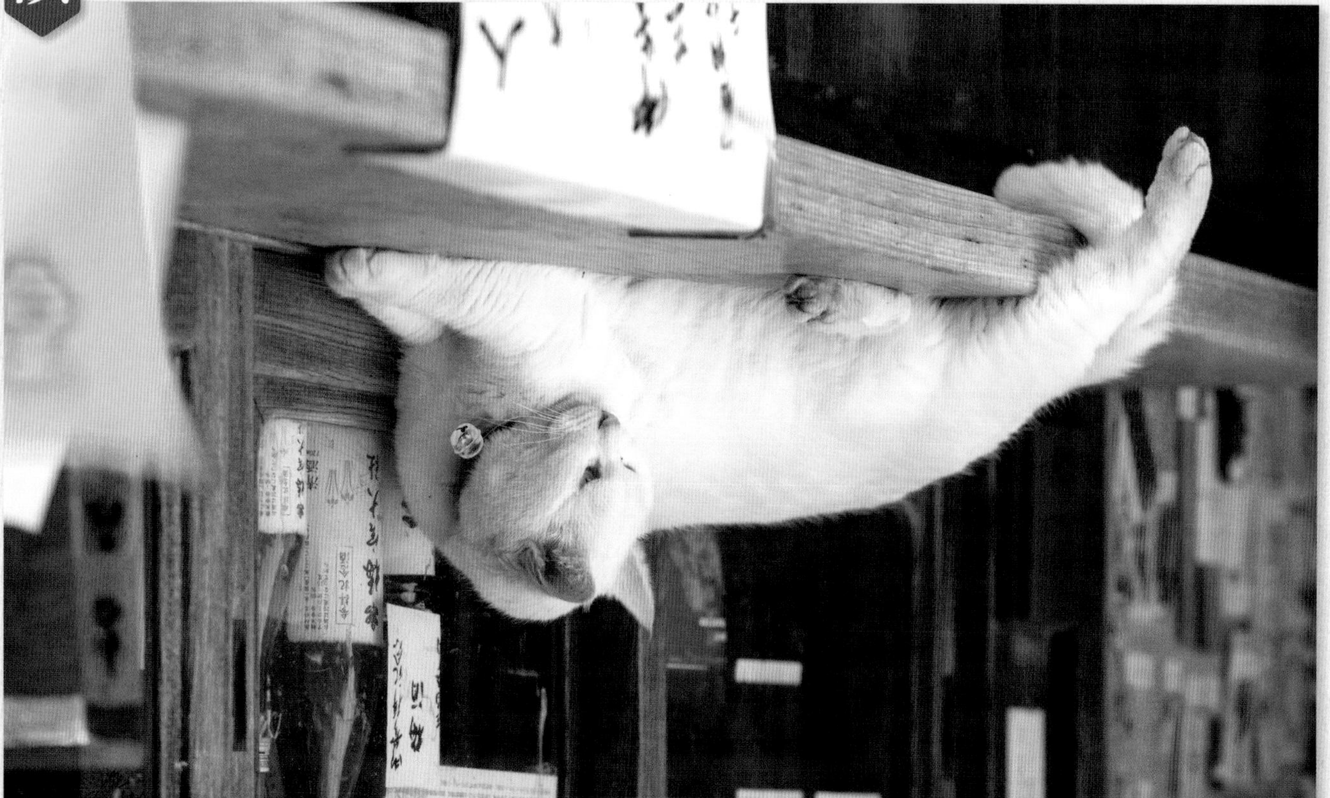

➡解答は71ページ

58 ヒーローごっこ

ドラマやアニメの主人公に憧れて誰もが1度はやったごっこ遊び。『月光仮面』は悪をこらしめる正義の味方で大人気でした。ペンを鉄砲に見立ててかっこよくポーズ。女の子は布団たたきが魔法の杖になったりもしました。

1分で見つけた数	個
全部見つけるまでの時間	分　秒

正

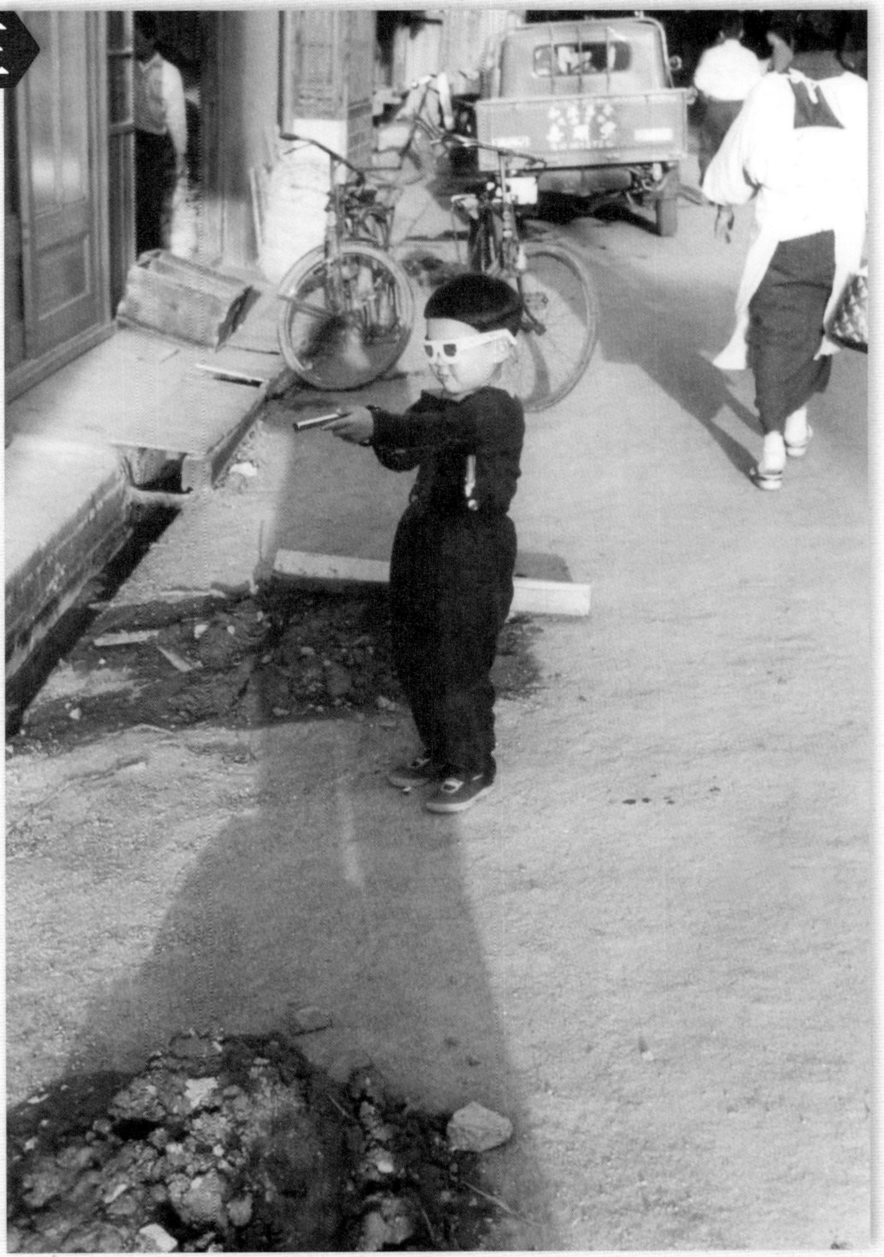

誤

間違いは7つ。1分で探しましょう。

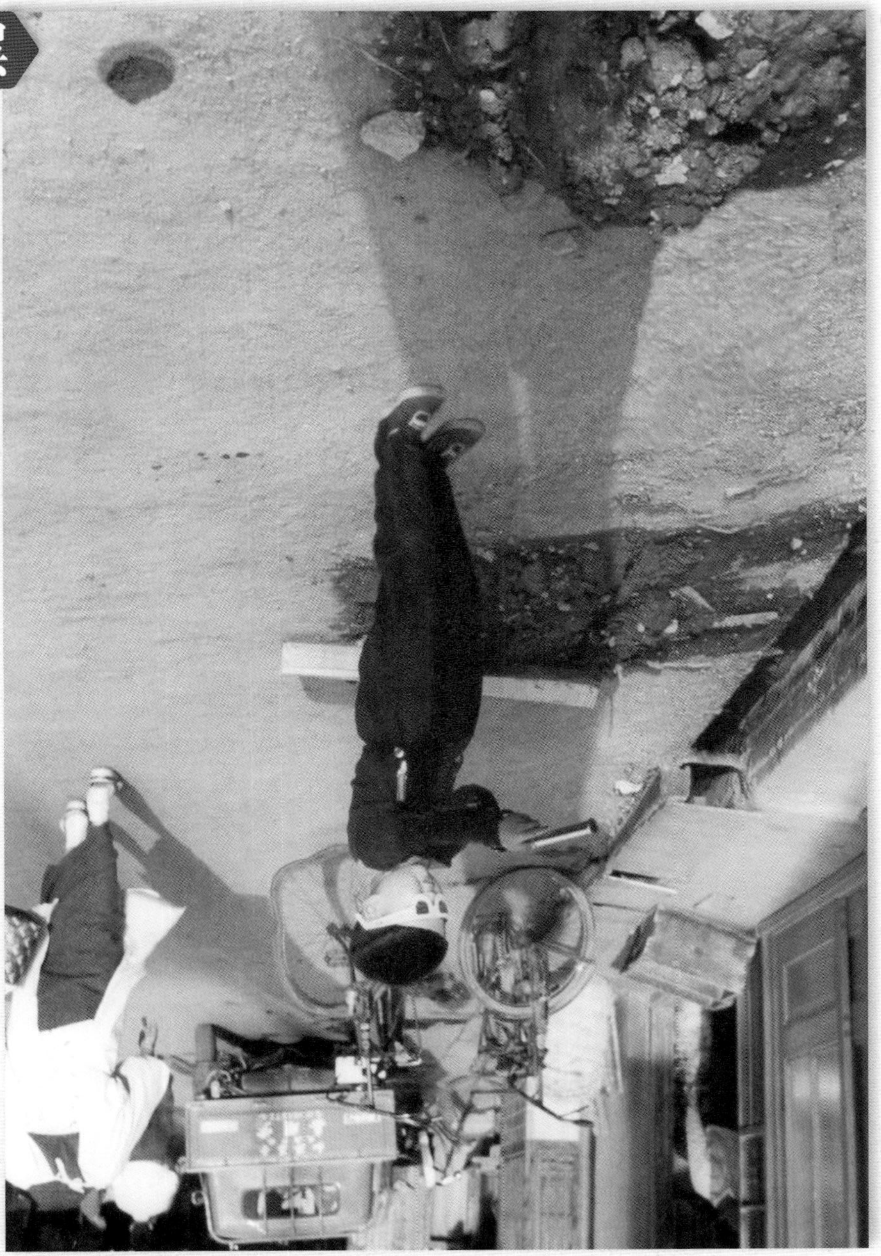

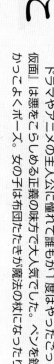

➡解答は71ページ

59 七五三

家族で正装してお祝いをする七五三。朝からきゅうくつな格好で神社でお参りをしたり、写真を撮ったりで退屈のあまりベソをかく子もいました。紅白の千歳アメは歯が折れそうなくらい堅かったのを思い出します。

1分で見つけた数	個
全部見つけるまでの時間	分　秒

正

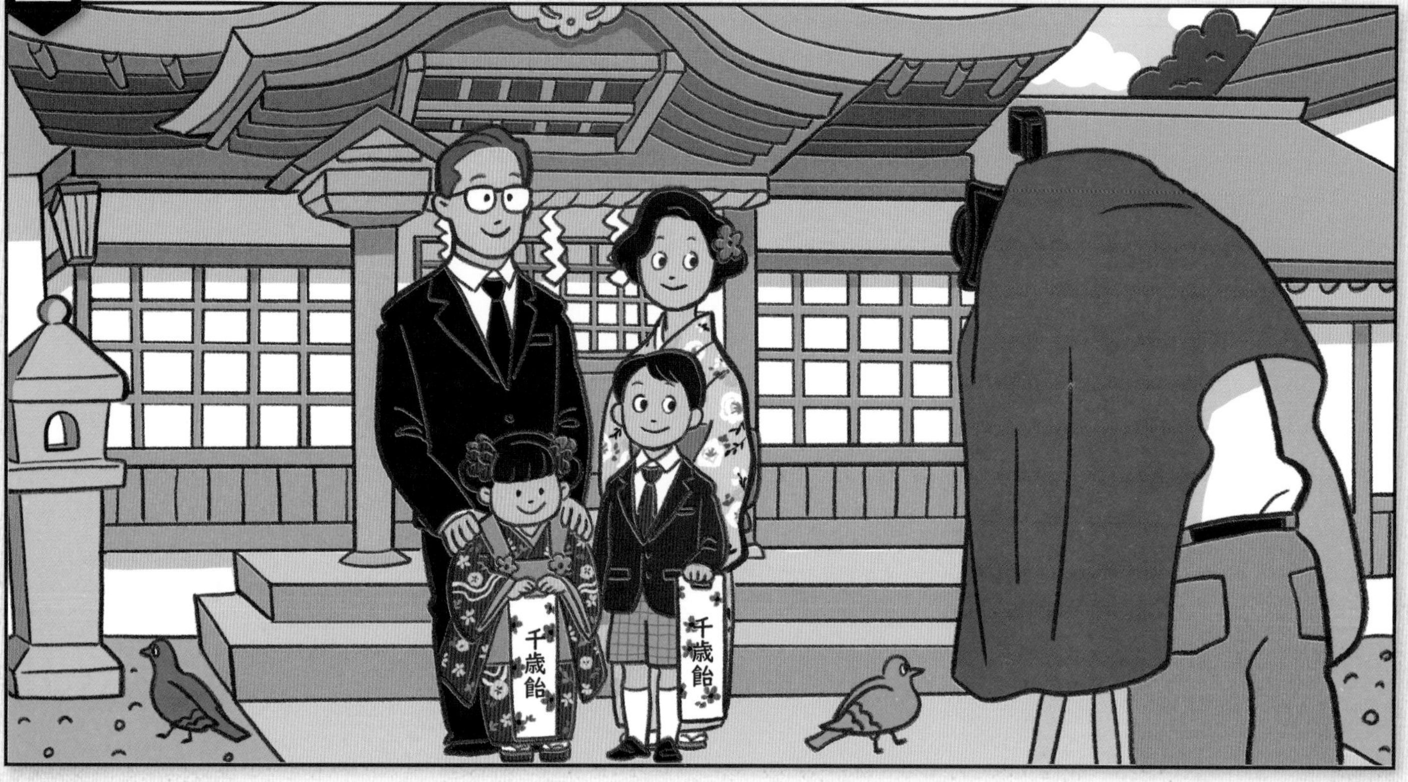

誤　間違いは7つ。1分で探しましょう。

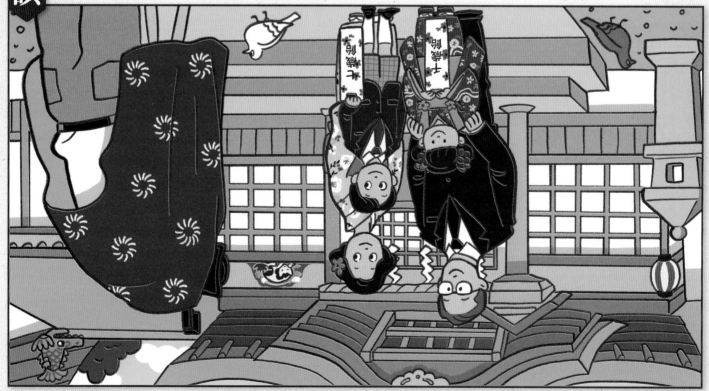

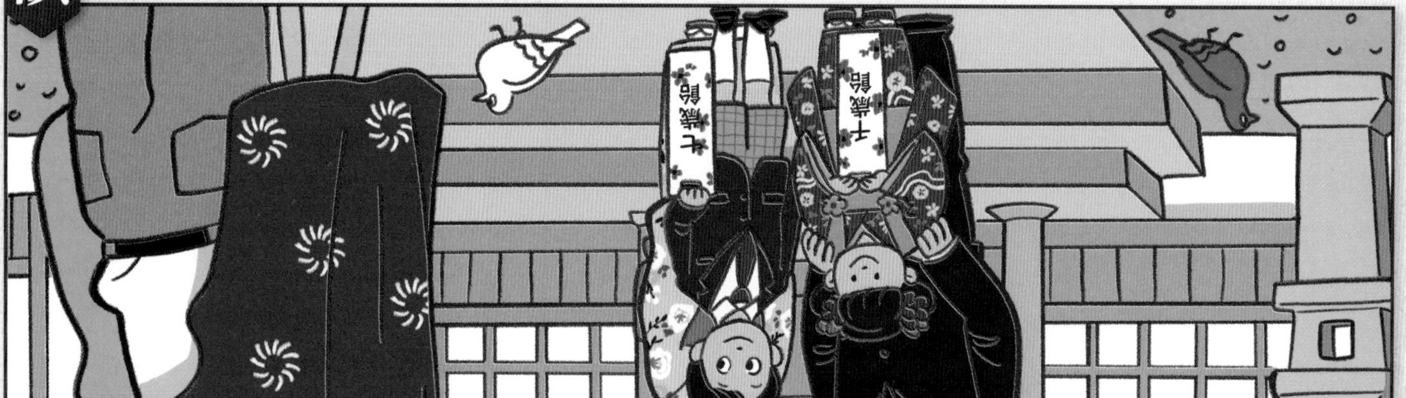

➡解答は71ページ

60 レトロ ファッション

原色のミニスカートや裾が大きく広がったパンタロンなど昭和独特の多様なファッションが流行しました。現在のファッションに比べて、メリハリ感がある色やシルエットが人気だったものです。

1分で見つけた数	個
全部見つけるまでの時間	分　秒

正

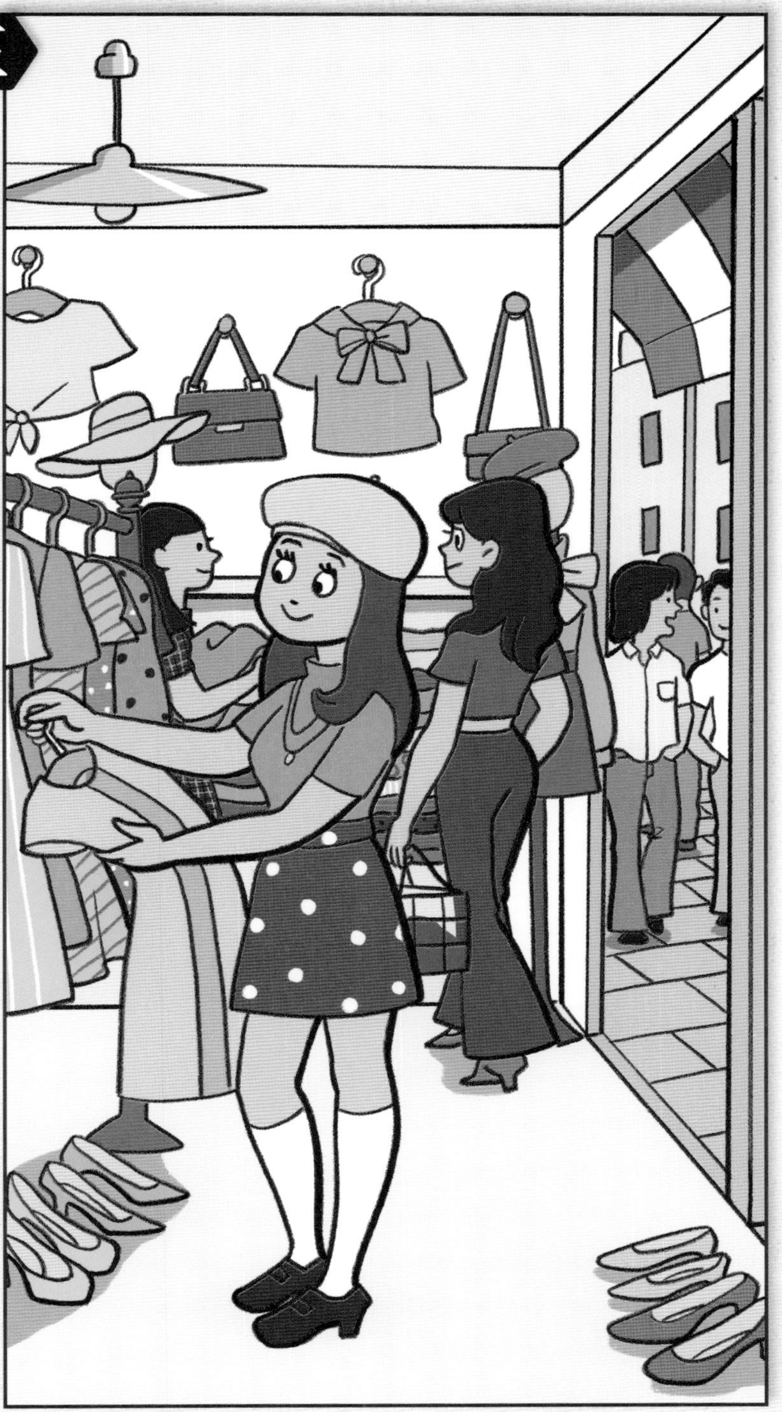

誤

間違いは7つ。1分で探しましょう。

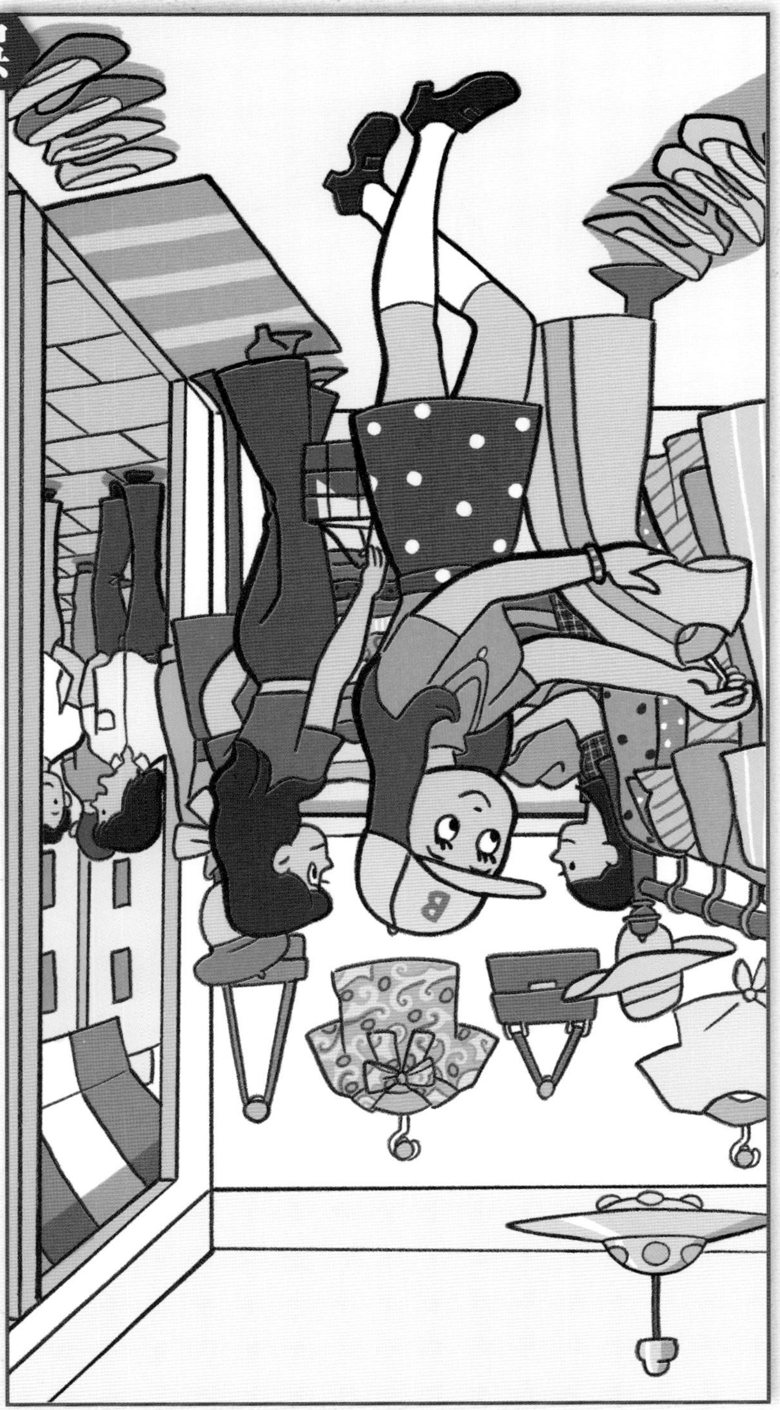

➡解答は71ページ

解答

※印刷による汚れ・カスレなどは
間違いに含まれません。

❶ちゃぶ台［P5］

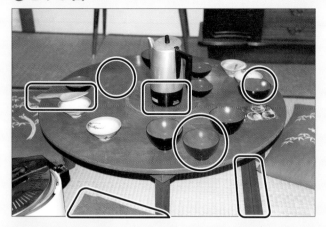

❷遠足［P6］

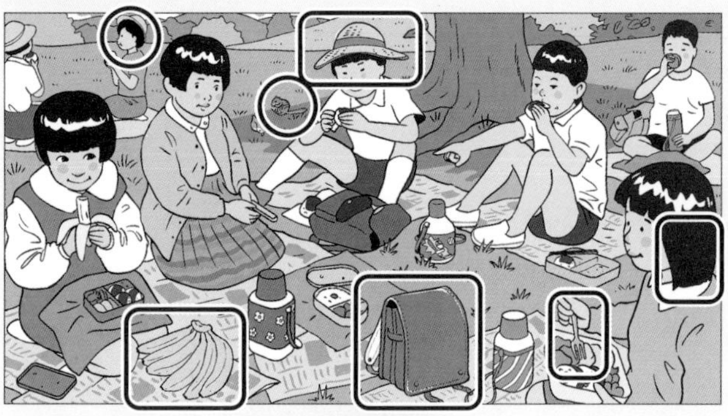

❸デパート屋上［P7］

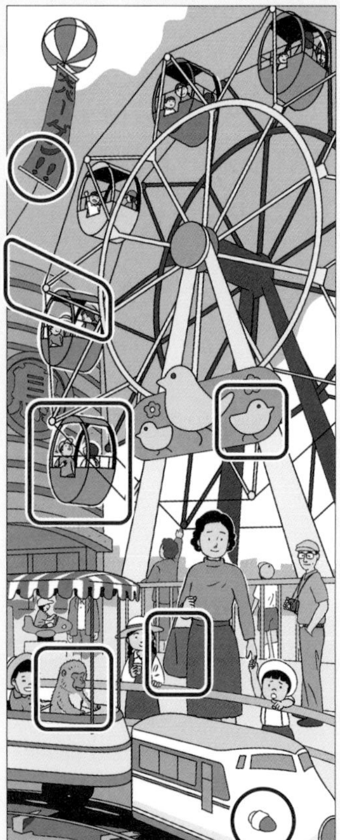

❹コーヒーカップ［P8］

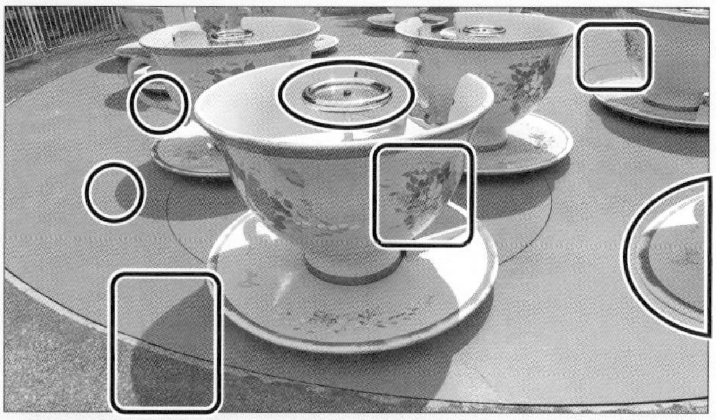

❺昭和の道具［P9］

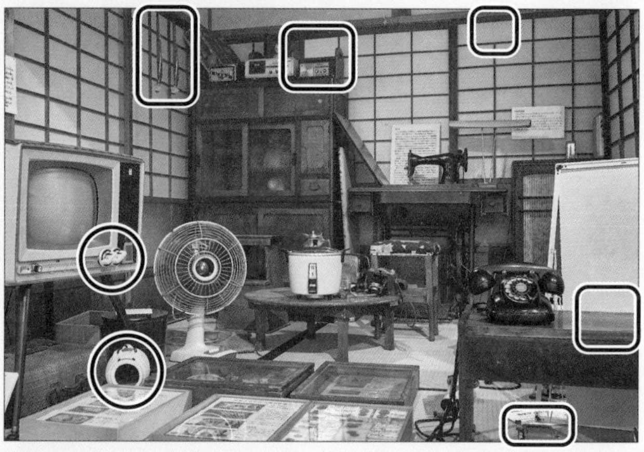

❻新幹線開業［P10］

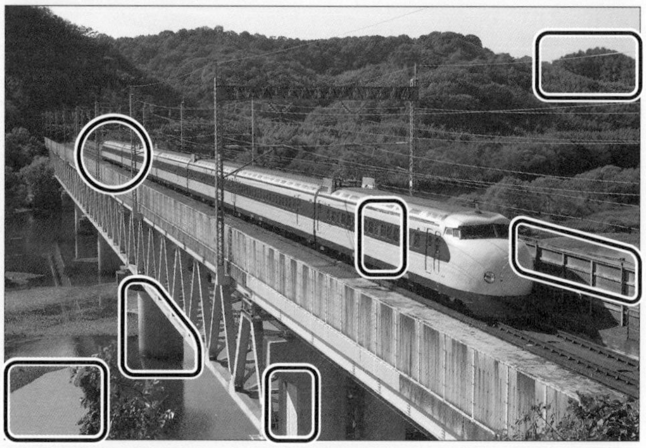

❼教室［P11］

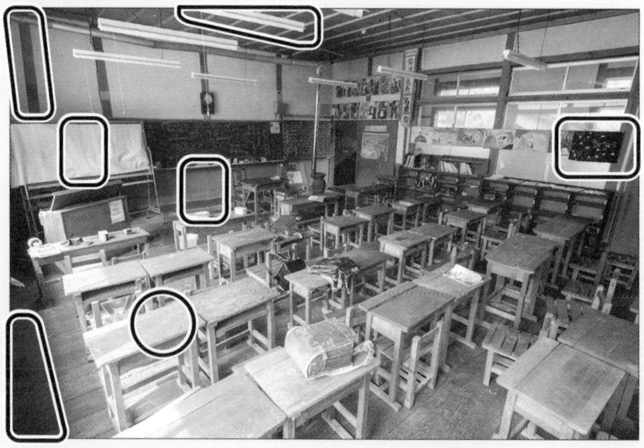

❽靴磨き［P12］

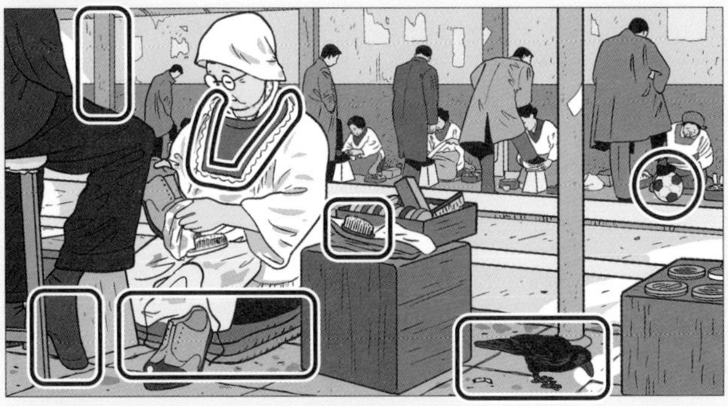

❾ボウリング［P13］

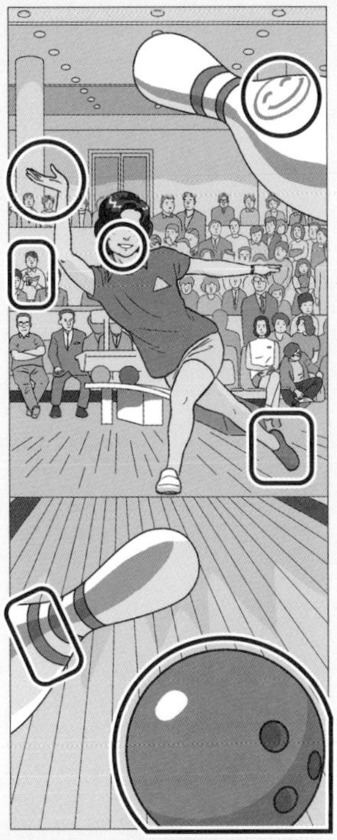

❿スポーツカー［P14］

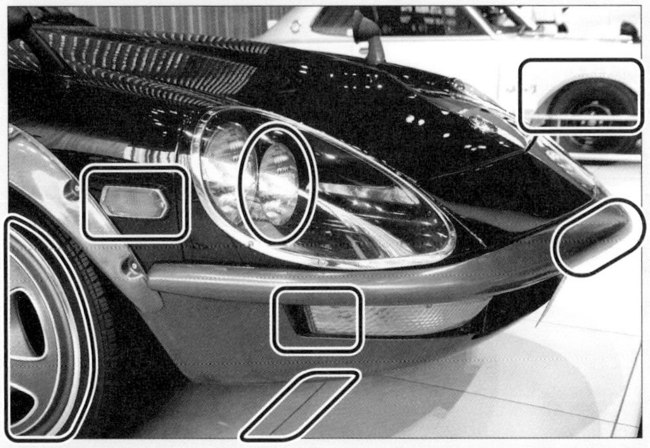

⓫床屋［P15］

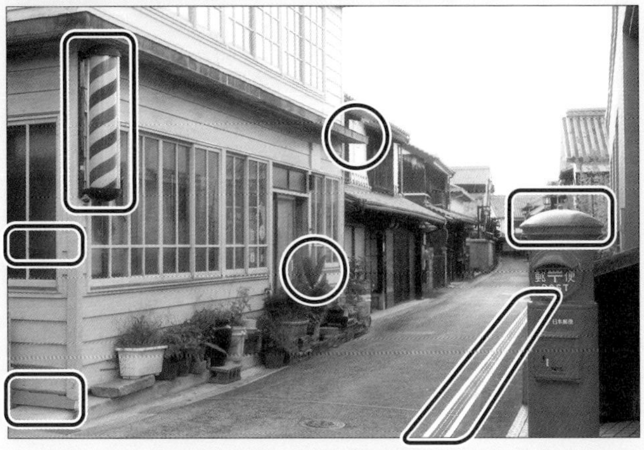

⓬会社［P16］

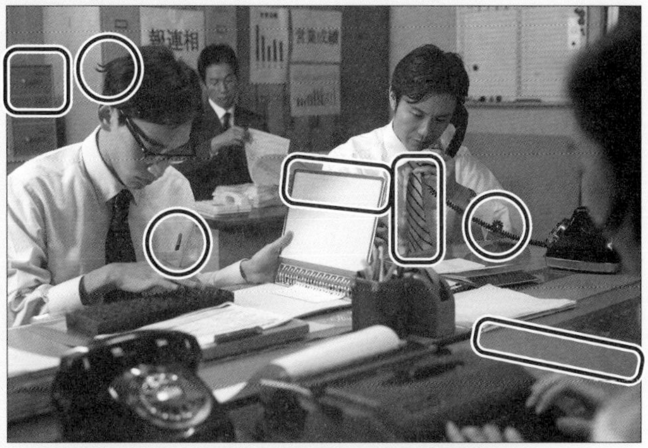

⓭タバコ屋［P17］

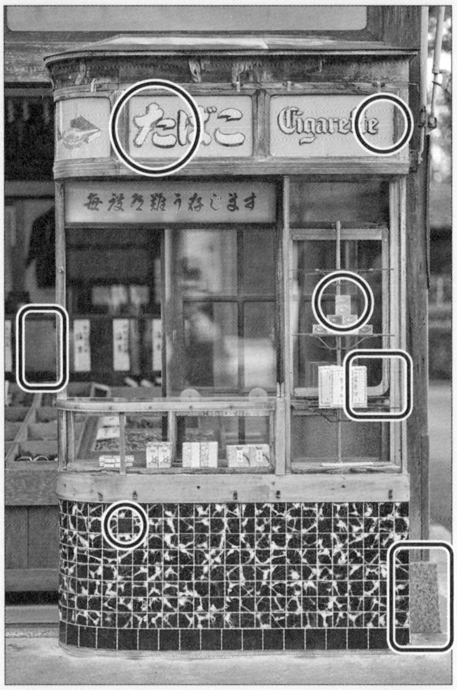

⓮射的［P18］

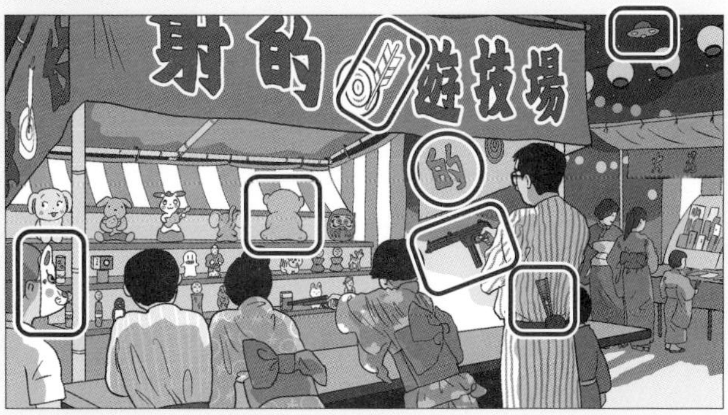

⓯雪遊び［P19］

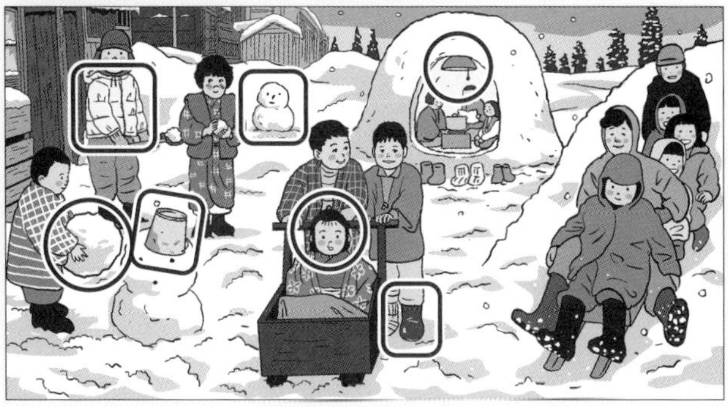

⑯柱時計 [P20]

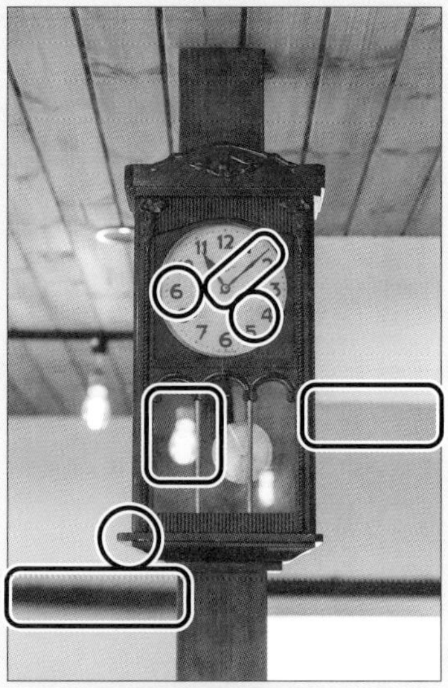

⑰電信柱 [P20]

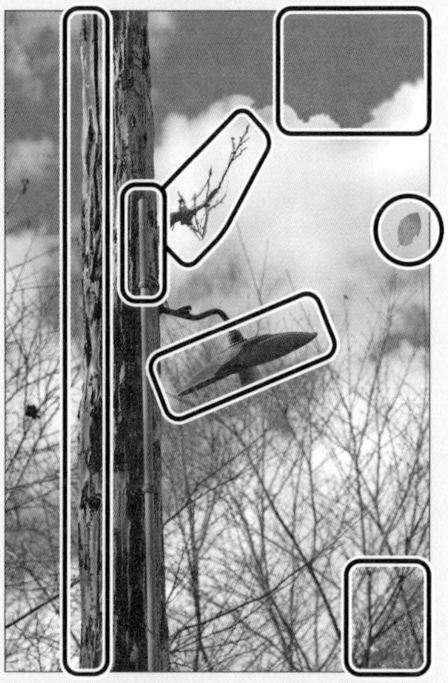

⑱給食 [P21]

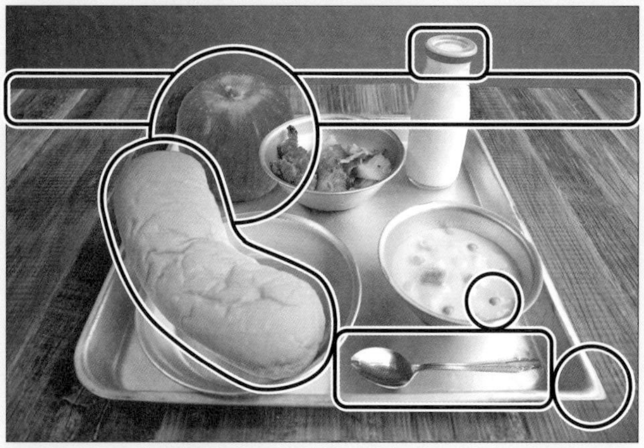

⑲ラジオ [P22]

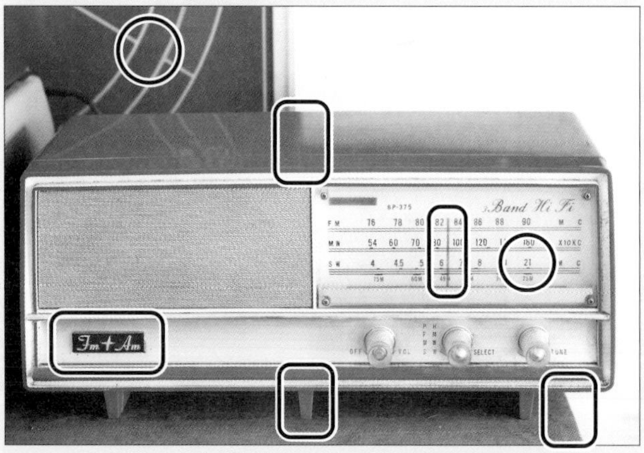

⑳キッチンテーブル [P23]

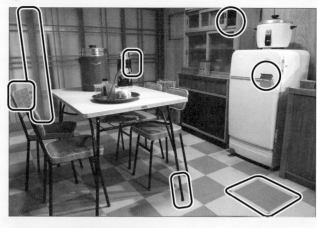

㉑運動会 [P24]

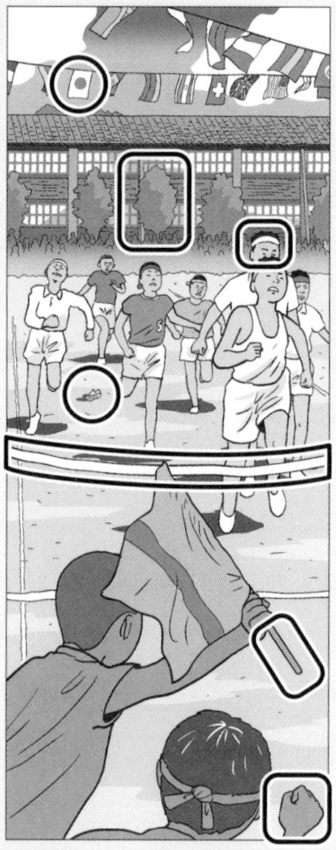

㉒お誕生日会 [P25]

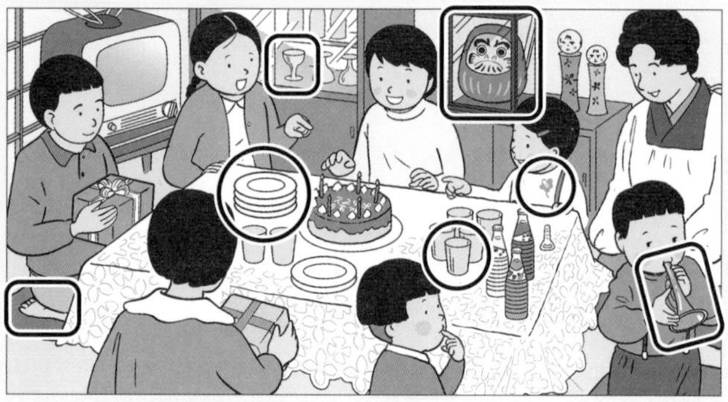

㉓ボンネットバス [P26]

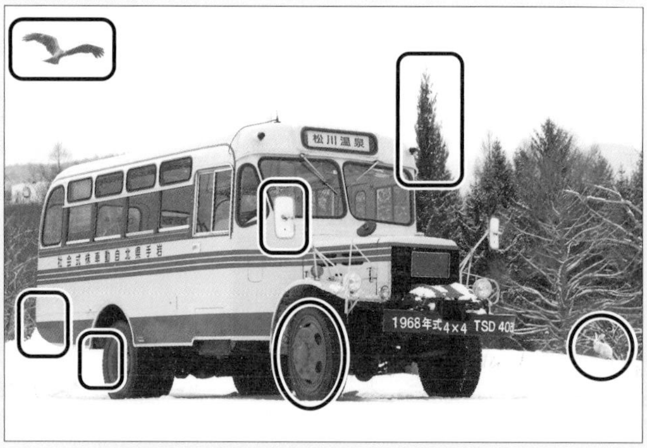

㉔食品サンプル［P27］

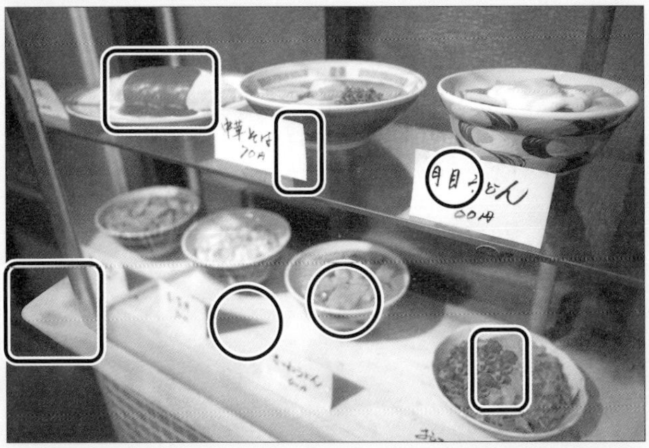

㉕アイロン［P28］

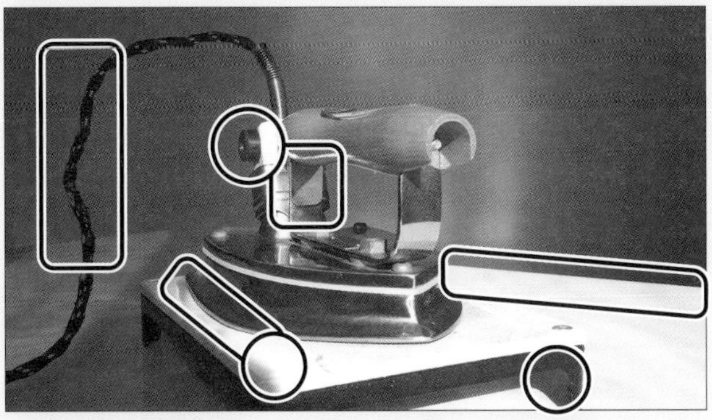

㉖レトロ市役所［P29］

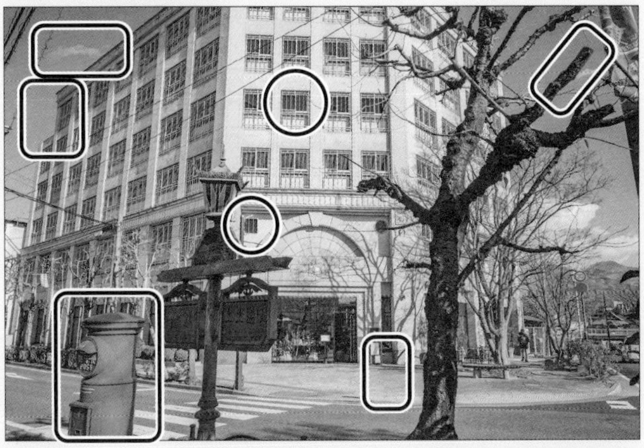

㉗かわいいレトロ車［P30］

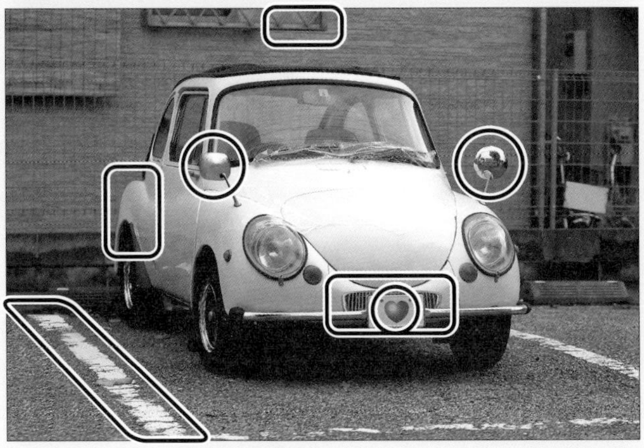

㉘看板［P31］

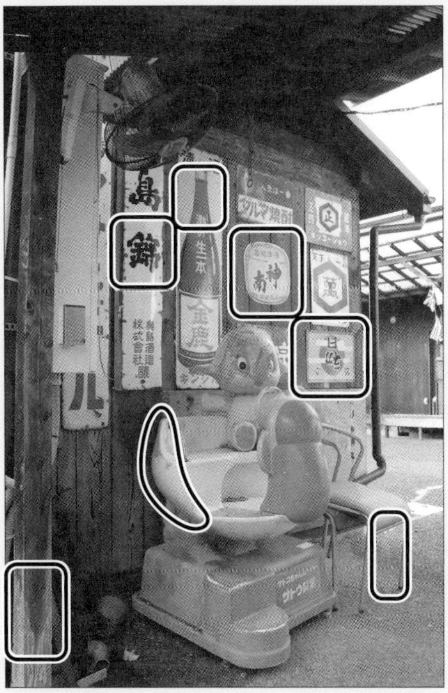

㉙学芸会［P32］

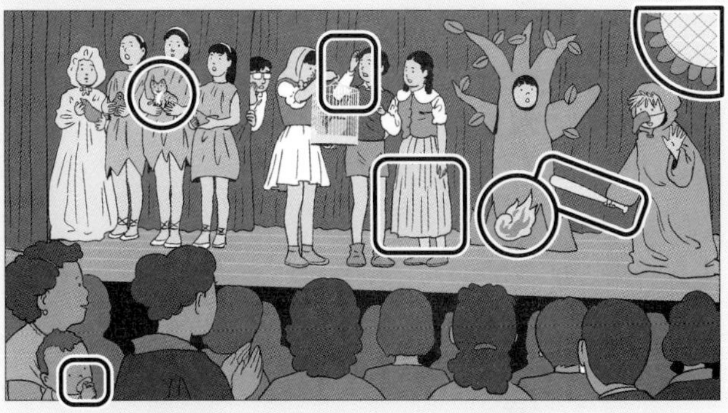

㉚首都高開通［P33］

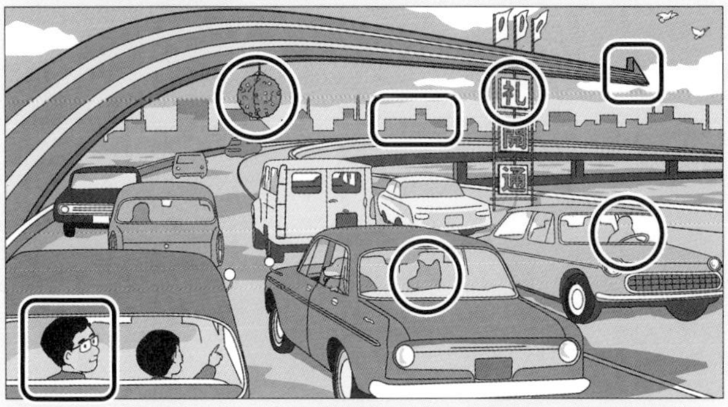

㉛井戸［P34］

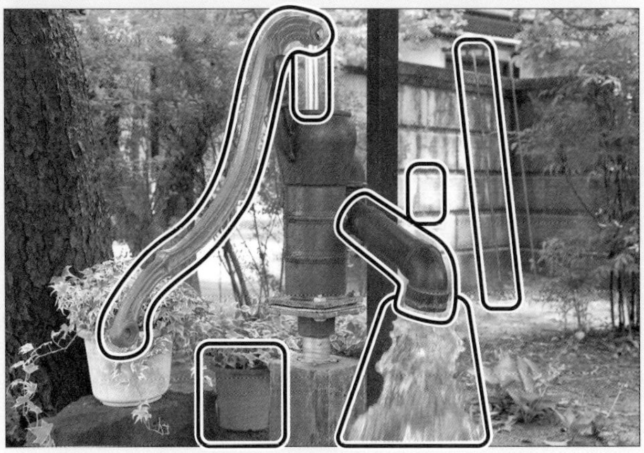

㉜台所［P35］

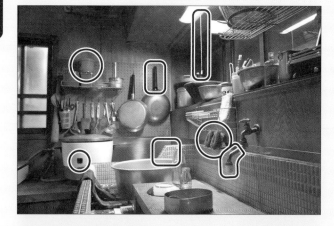

㉝レトロ特急［P36］

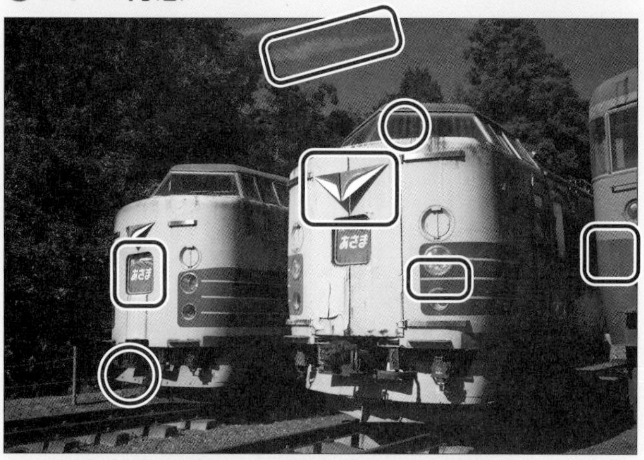

㉞銭湯［P37］

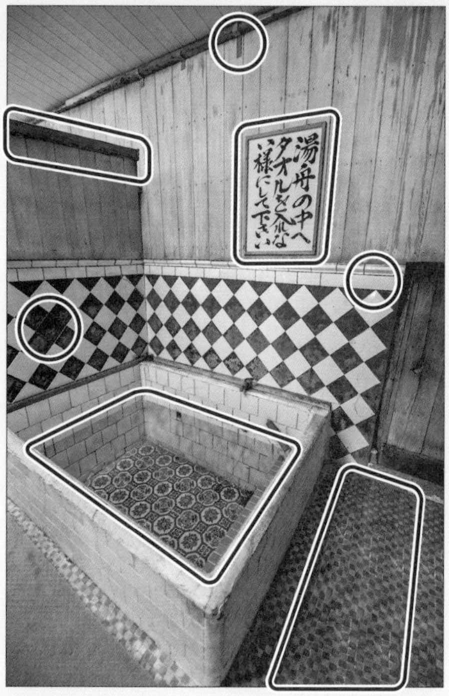

㉟海水浴［P38］

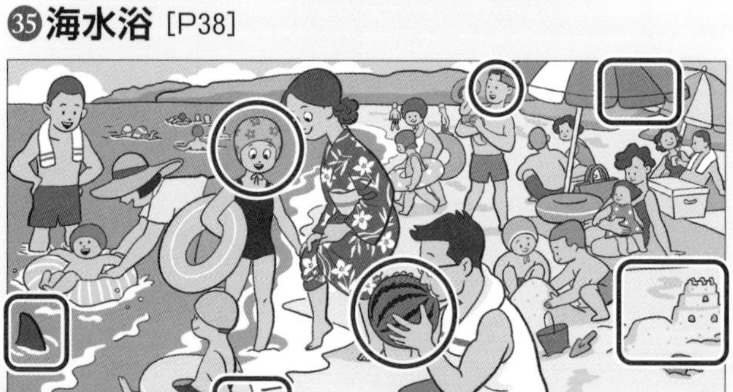

㊱田中角栄［P39］

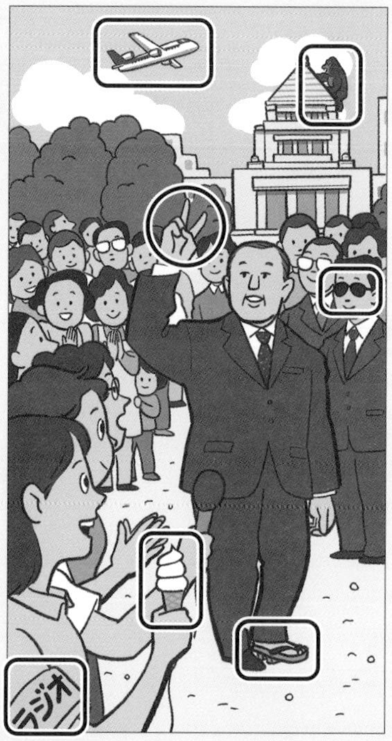

㊲豆屋［P40］

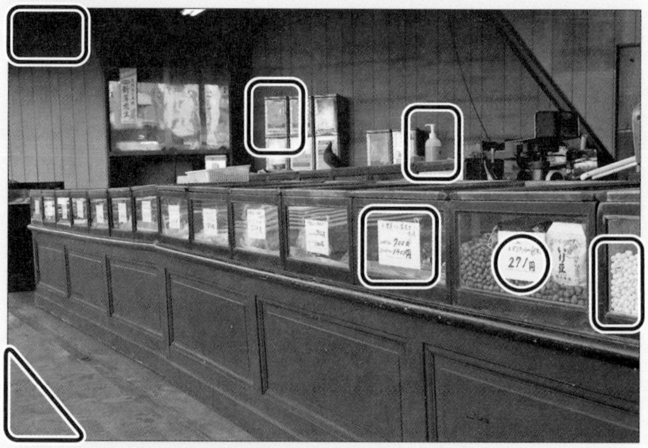

㊳メリーゴーラウンド［P41］

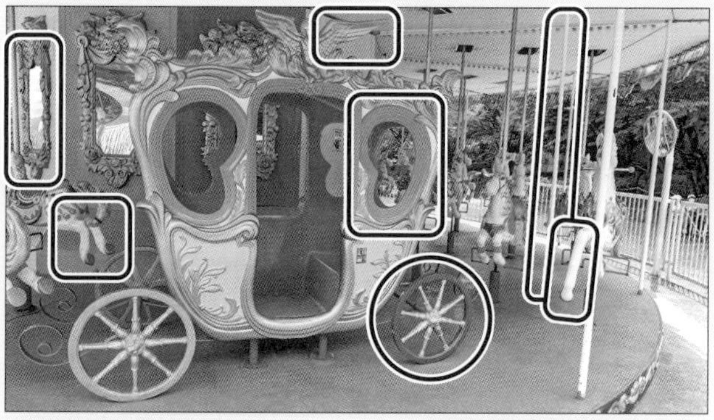

㊴レトロ電車［P42］

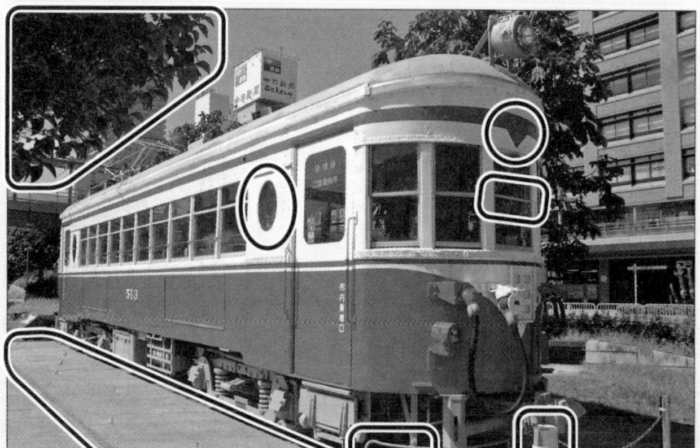

㊵喫茶店 [P43]

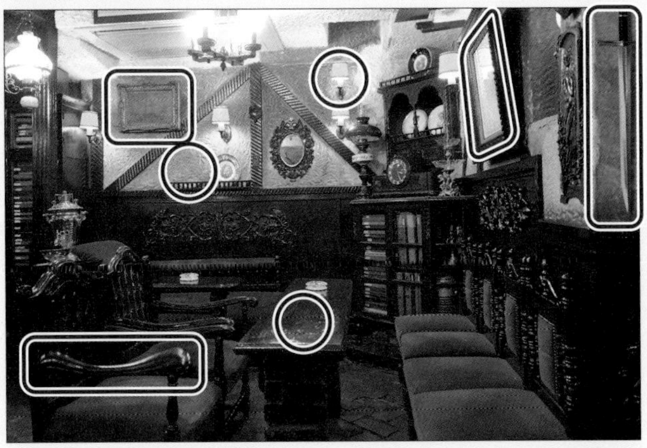

㊶オイルショック [P44]

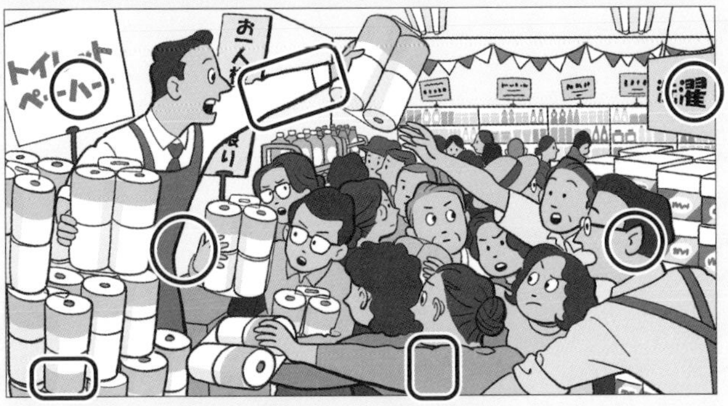

㊷ヘッドホンつき小型ステレオ [P45]

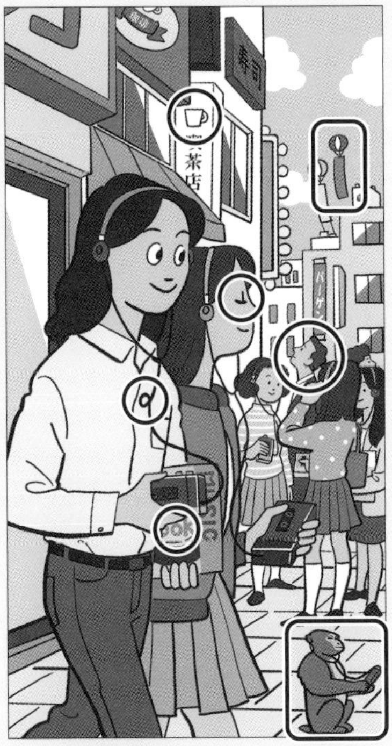

㊸レトロ交番 [P46]

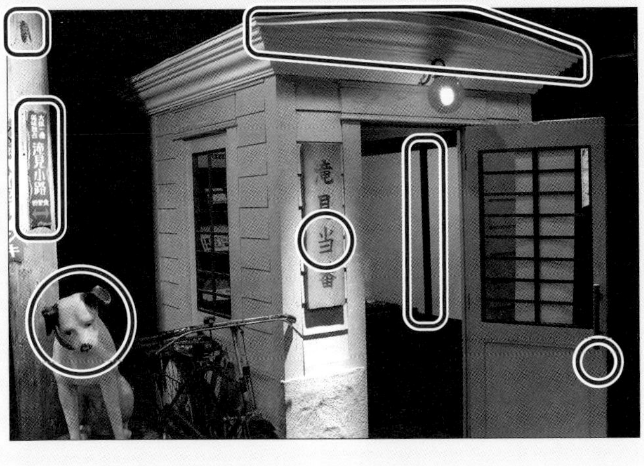

㊹古い町並み [P47]

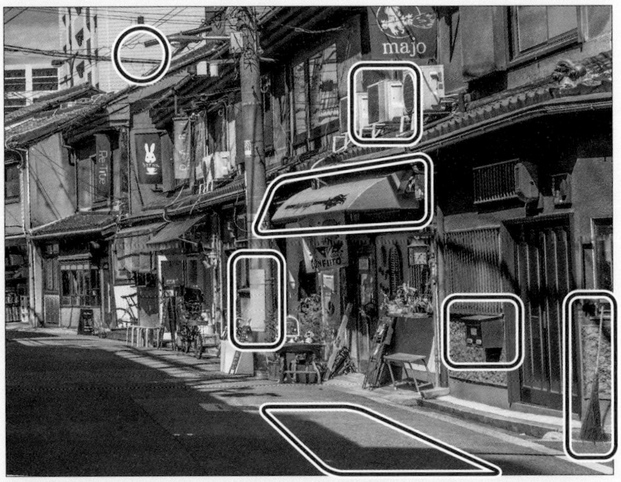

㊺コタツ [P48]

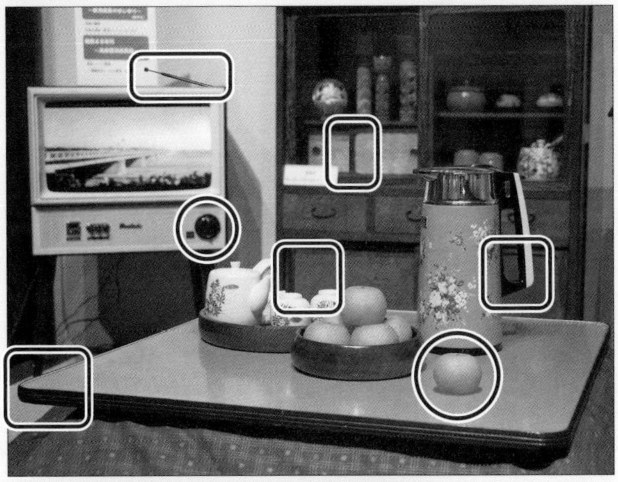

㊻ダルマストーブ [P49]

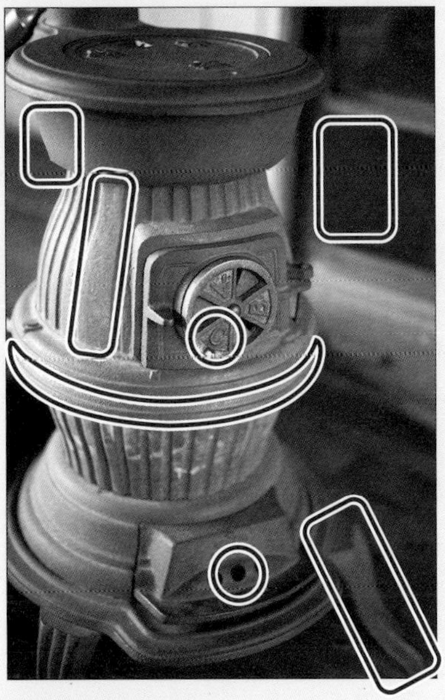

㊼新婚旅行 [P50]

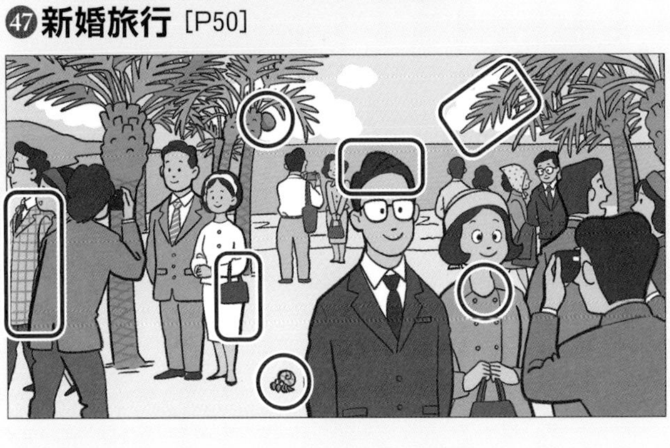

㊽歩行者天国［P51］

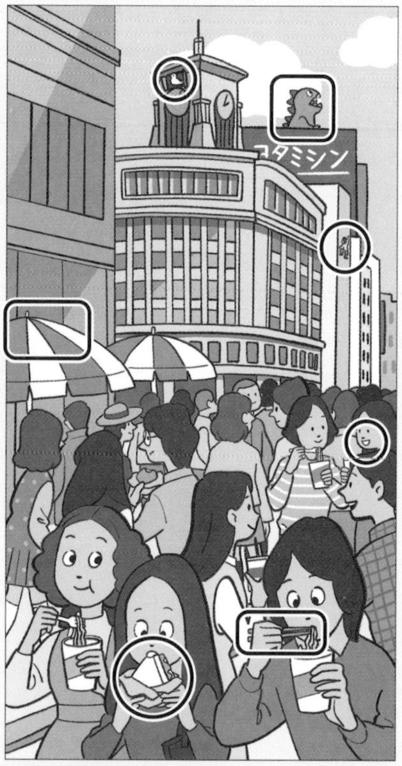

㊾木造校舎［P52］

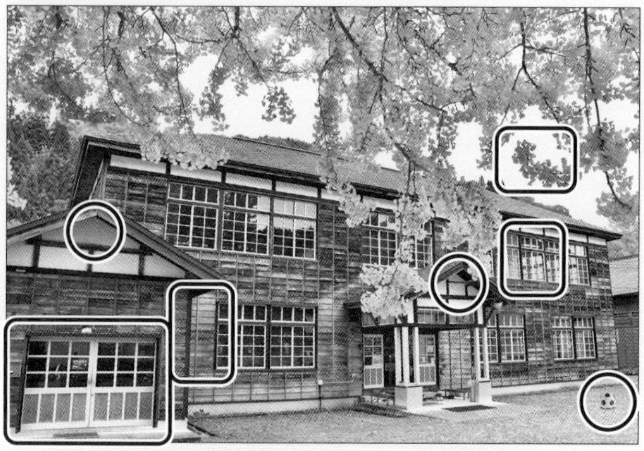

㊿レトロ自販機［P53］

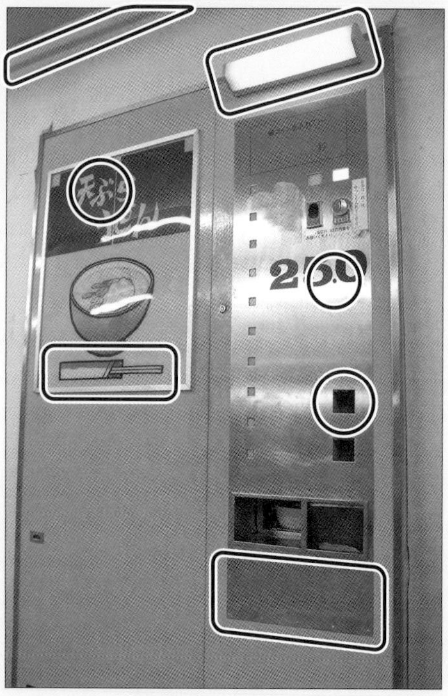

51 細い裏路地［P54］

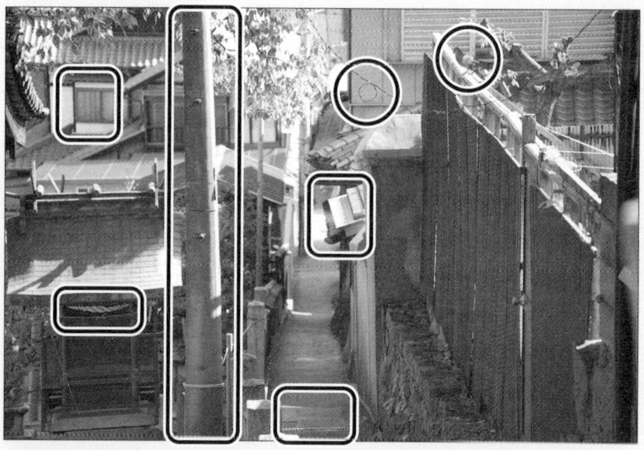

52 赤ちゃん［P55］

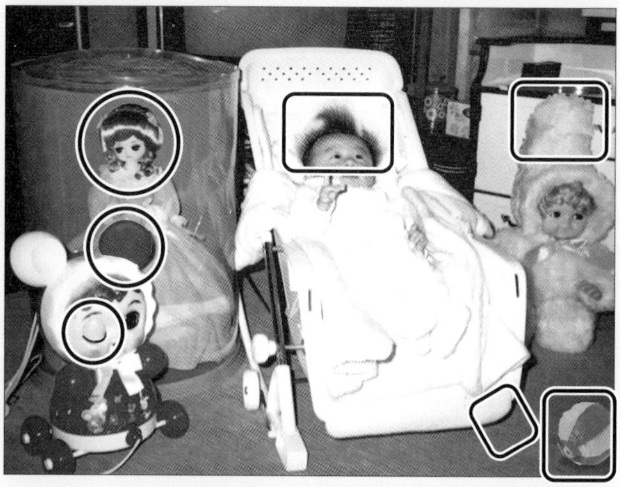

53 花いちもんめ［P56］

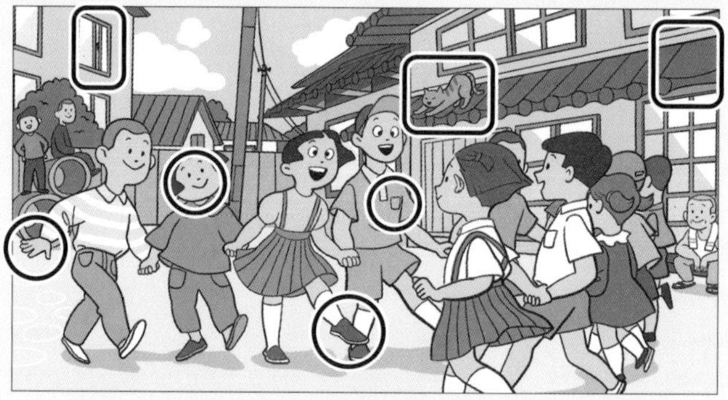

54 初恋［P57］

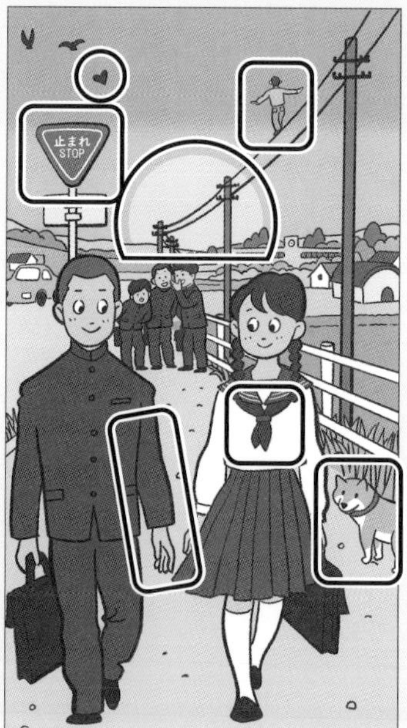

㊺ミシン台 [P58]

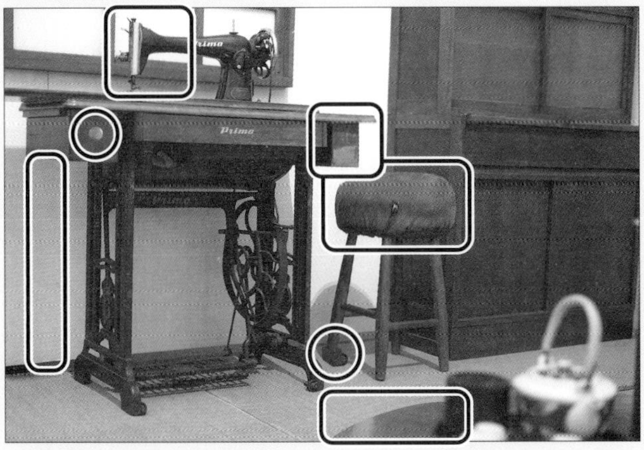

㊻散歩 [P59]

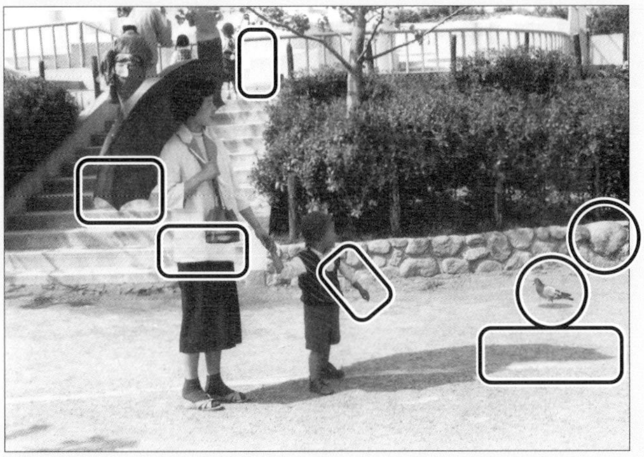

㊼ネコ [P60]

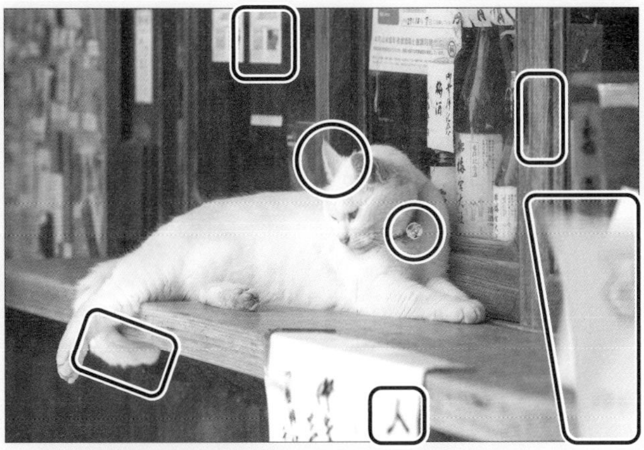

㊽ヒーローごっこ [P61]

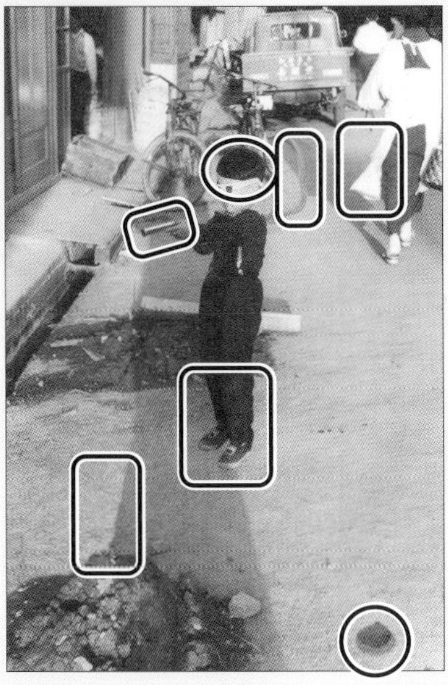

㊾七五三 [P62]

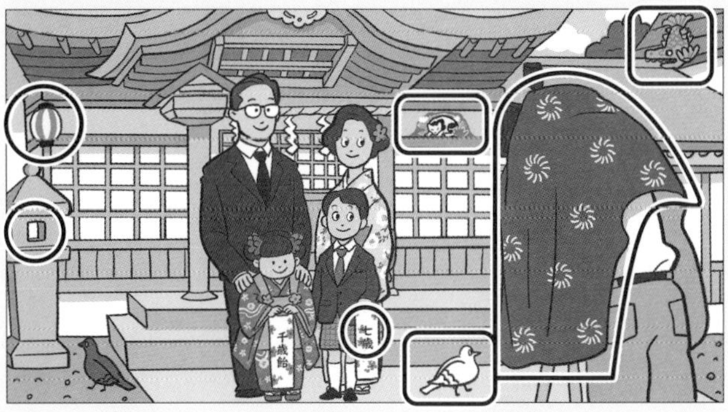

㊿レトロファッション [P63]

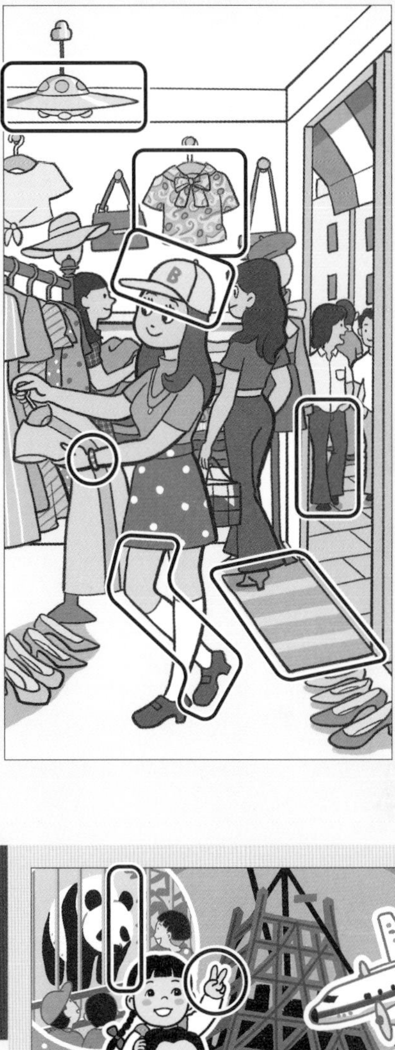

表紙の解答

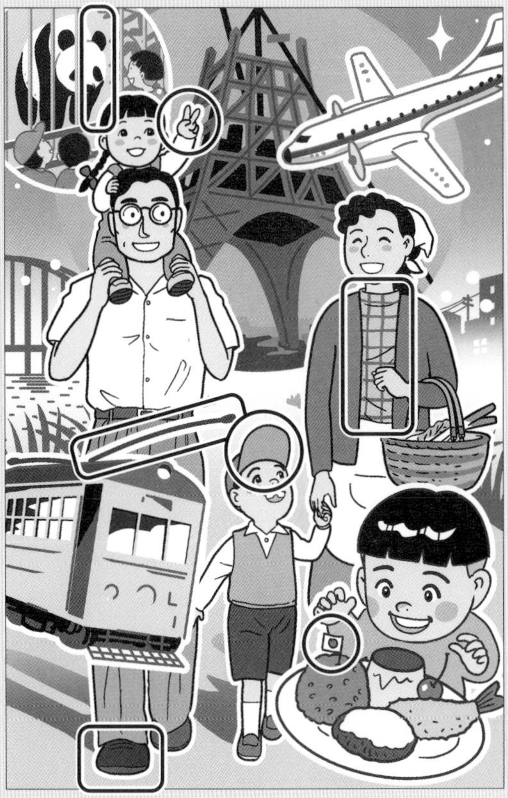

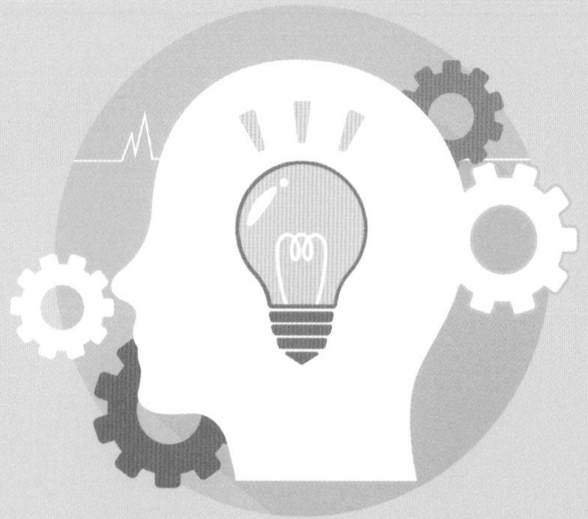

毎日脳活 スペシャル

＼1分見るだけ！／

記憶脳 瞬間強化

昭和の思い出 間違い探し❷

昭和の写真を大募集

『毎日脳活』編集部では、みなさまがお持ちの「昭和の雰囲気が伝わる思い出写真」を大募集しています。お送りいただいた写真の中からよいものを選定し、本シリーズの「間違い探し」の題材として採用いたします。採用写真をお送りくださった方には薄謝を差し上げます。

送り先 showaphoto@wks.jp

※応募は、電子メールに限ります。

※お名前・年齢・ご住所・電話番号・メールアドレスを明記のうえ、タイトルに「昭和の写真」と記してお送りください。

※なお、写真は、第三者の著作権・肖像権を侵害しない電子データに限ります。

ご応募をお待ちしております。

監修

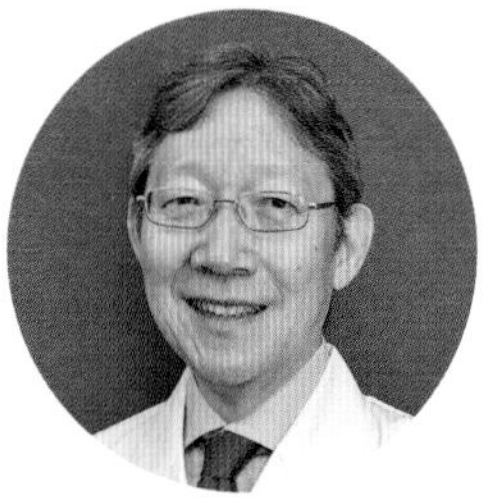

杏林大学名誉教授・医学博士

古賀良彦（こが よしひこ）

1971年に慶應義塾大学医学部卒業、88年に医学博士、90年に杏林大学医学部精神神経科学教室助教授、99年に杏林大学医学部精神神経科学教室主任教授、2016年に杏林大学医学部名誉教授に就任。現在、東京都杉並区のメンタルクリニックいわおで診療を続ける。

精神保健指定医、日本精神神経学会認定専門医、日本臨床神経生理学会認定医・名誉会員、日本催眠学会名誉理事長、日本薬物脳波学会副理事長を務める。著書・テレビ出演多数。

2023年4月11日　第1刷発行

編集人	飯塚晃敏
編集	株式会社わかさ出版　原 涼夏　谷村明彦
装丁	家子希未
本文デザイン	カラーズ
問題作成	前田達彦　デザイン春秋会　Waco
写真協力	PIXTA
発行人	山本周嗣
発行所	株式会社 文響社 〒105-0001 東京都港区虎ノ門2丁目2−5　共同通信会館9階 ホームページ　https://bunkyosha.com お問い合わせ　info@bunkyosha.com
印刷	株式会社 光邦
製本	古宮製本株式会社

ISBN 978-4-86651-621-9